看圖
著色

The Yoga
Anatomy Coloring Book:
A Visual Guide to Form, Function, and Movement

瑜伽體位與解剖
自學指南

積木文化

你並非擁有靈魂。你自身即是靈魂，並掌管身體。

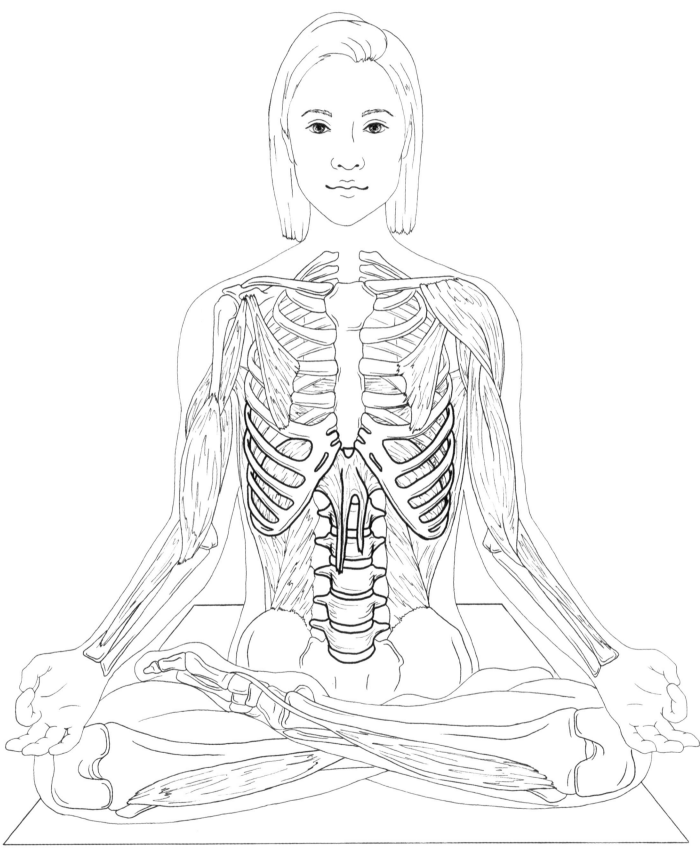

看圖
著色

The Yoga
Anatomy Coloring Book:
A Visual Guide to Form, Function, and Movement

瑜伽體位與解剖
自學指南

凱莉‧索洛瓦
(KELLY SOLLOWAY) 著

莎曼珊‧斯捷茲曼
(SAMANTHA STUTZMAN) 繪圖

看圖著色瑜伽體位與解剖自學指南：
圖解40種瑜伽體位需要瞭解的解剖重點，
用著色強化記憶再練習，全面掌握身體與動作的骨骼肌肉地圖！

原 書 名　The Yoga Anatomy Coloring Book: A Visual Guide to Form, Function, and Movement
作　　者　凱莉·索洛瓦（Kelly Solloway）
繪　　者　莎曼珊·斯捷茲曼（Samantha Stutzman）
譯　　者　劉佳澐

總 編 輯　王秀婷
責任編輯　郭羽漫
編輯助理　梁容禎
行銷業務　黃明雪、林佳穎
版　　權　徐昉驊

發 行 人　涂玉雲
出　　版　積木文化
　　　　　104 台北市民生東路二段 141 號 5 樓
　　　　　官方部落格：http://cubepress.com.tw/
　　　　　電話：(02) 2500-7696 ｜傳真：(02) 2500-1953
　　　　　讀者服務信箱：service_cube@hmg.com.tw
發　　行　英屬蓋曼群島商家庭傳媒股份有限公司城邦分公司
　　　　　台北市民生東路二段 141 號 11 樓
　　　　　讀者服務專線：(02)25007718-9 ｜ 24 小時傳真專線：(02)25001990-1
　　　　　服務時間：週一至週五上午 09:30-12:00、下午 13:30-17:00
　　　　　郵撥：19863813 ｜戶名：書蟲股份有限公司
　　　　　網站：城邦讀書花園 ｜網址：www.cite.com.tw
香港發行所　城邦（香港）出版集團有限公司
　　　　　香港灣仔駱克道 193 號東超商業中心 1 樓
　　　　　電話：852-25086231 ｜傳真：852-25789337
　　　　　電子信箱：hkcite@biznetvigator.com
馬新發行所　城邦（馬新）出版集團 Cite (M) Sdn Bhd
　　　　　41, Jalan Radin Anum, Bandar Baru Sri Petaling, 57000 Kuala Lumpur, Malaysia.
　　　　　電話：(603) 90578822 ｜傳真：(603) 90576622
　　　　　電子信箱：cite@cite.com.my

封面完稿　于　靖
內頁排版　于　靖
製版印刷　上晴彩色印刷製版有限公司

獻給我的母親，她始終無
條件地支持我。如果沒有
她的力量、毅力和堅韌，
以及最重要的耐心，這本
書是不可能完成的。

——KS

國家圖書館出版品預行編目 (CIP) 資料

看圖著色瑜伽體位與解剖自學指南：圖解 40 種瑜伽
體位需要瞭解的解剖重點，用著色強化記憶再練習，
全面掌握身體與動作的骨骼肌肉地圖！／凱莉．索洛
瓦 (Kelly Solloway) 著；莎曼珊．斯捷茲曼（Samantha
Stutzman）繪圖；劉佳澐譯 . -- 初版 . -- 臺北市：積木文
化出版：英屬蓋曼群島商家庭傳媒股份有限公司城邦分
公司發行 , 2021.08
面；　公分
譯自：The yoga anatomy coloring book : a visual guide
to form, function, and movement
ISBN 978-986-459-333-0（平裝）

1. 瑜伽 2. 人體解剖學

411.15　　　　　　　　　110010420

2021 年 8 月 3 日 初版一刷
印量／ 2000
售價／ NT$550　HK$183
ISBN 978-986-459-333-0
Printed in Taiwan.
有著作權·侵害必究

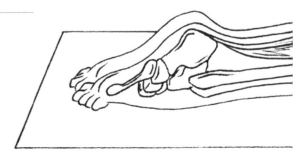

致謝

在這邊，我要感謝所有曾經指導過我的老師。首先是拉吉·特隆（Raji Thron），在修習瑜伽這段漫長而崎嶇的道路上，他給了我許多的指引，對此我無限感激。也感謝艾里奇·希夫曼（Erich Shiffmann）老師，雖然相處的時間短暫，但他的教誨對我始終受用。謝謝雪柔·艾德賽（Sheryl Edsel），她對我的瑜伽實務與教學影響至深，我永遠感謝她。此外，我要謝謝瑜伽這美好的修身養心練習，謝謝歷來所有的瑜伽大師、作者、學者和聖哲，他們承先啟後，並持續引領我們至今。

最後，感謝我這些年來的所有學生，你們讓我獲益良多，尤其在我開始滔滔不絕地講述解剖學時，你們依然耐心聆聽。

——凱莉·索洛瓦

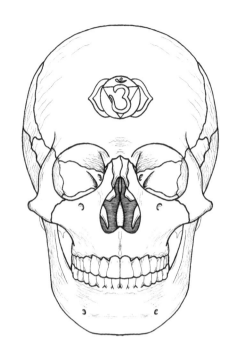

目錄

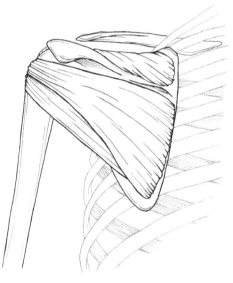

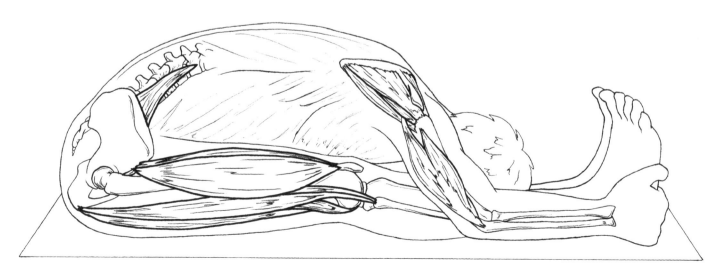

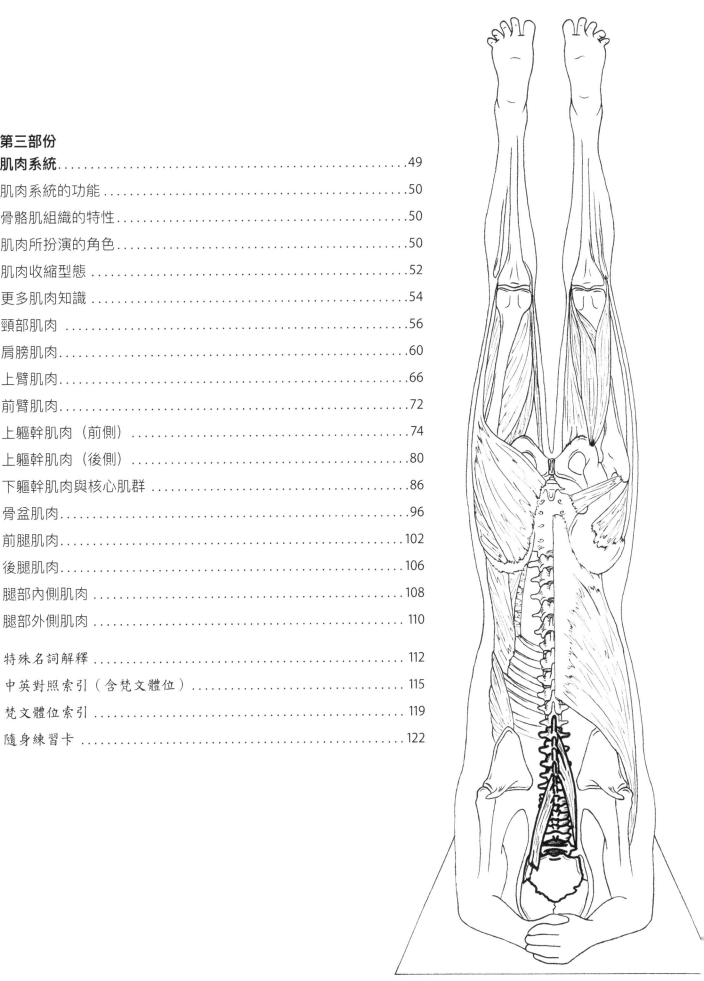

第三部份

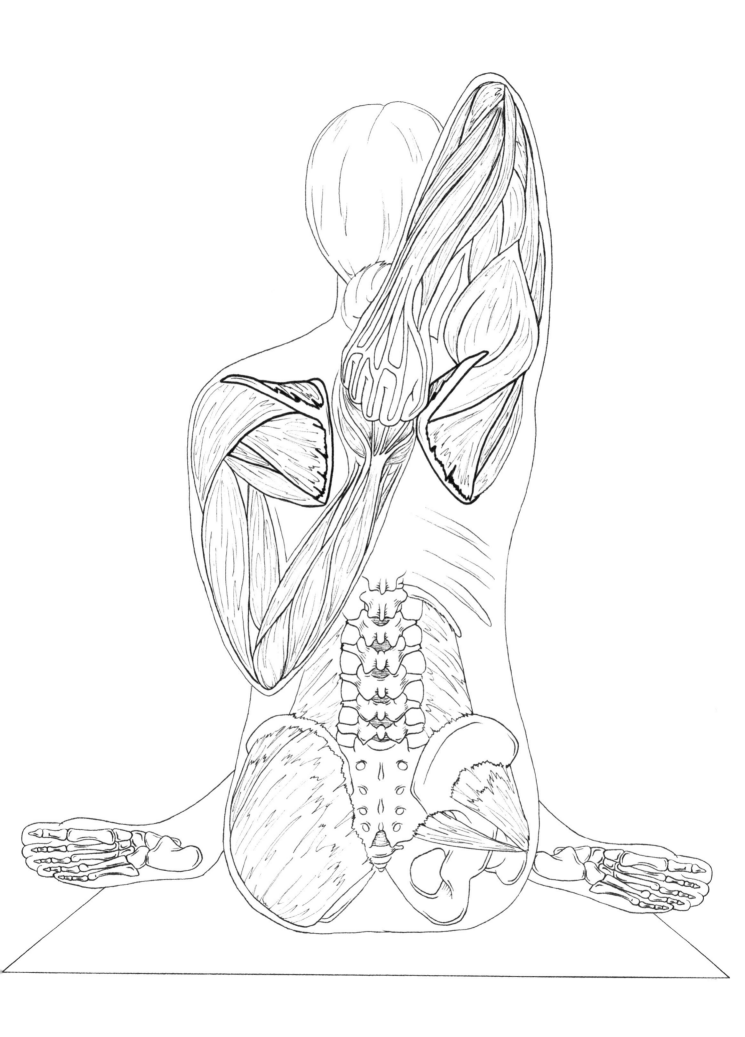

序

這是一則關於你身體的小故事，關於你如何在瑜伽體位中活動它，如何在生活中與它共處。畢竟，修習瑜伽並不僅止於瑜伽墊之上。我喜歡學習解剖學的其中一個原因是，它讓我意識到，我的身體其實是一座移動實驗室，而每一次練習體位都彷彿一場實驗，我可以從中觀察自己的身體如何運作，又該如何調整，使它變得更好。身體隨時都在變化，令人永不厭倦，瑜伽練習更是如此！

多年來，坊間已經有不少關於瑜伽解剖學的書籍，其中許多都很不錯，但對於沒有接受過任何解剖或生理學訓練的一般讀者來説，大部份都幫助有限。在這本書中，我想嘗試運用充滿創意且有趣的方式，讓瑜伽修習者與我們內心的藝術家，能對自己的身體有全盤的基本理解，畢竟我們的意識每天在這個身體中四處遊走。換句話説，我會努力讓解剖學變得更有趣，甚至有可能會讓你愛上它，別怪我沒有事先提醒你！

大部份的解剖學書籍都有點枯燥，而且單純閱讀解剖學資料也令我興趣缺缺，常常很快就讀不下去了。有些繪本會簡易展示解剖結構，並標示出各個「部位」，這類書籍確實有幫助，但卻沒有足夠的互動元素來加深學習。如果有一本著色書中能涵蓋必要的解説文字，並搭配可供上色的插圖，那便已令人心滿意足，但若還能再加上瑜伽體位的圖片，那就更完美了！我發現，為肌肉和骨骼上色，可以更加刺激我對於閱讀內容的理解，會更容易記住，也會感到更加有趣。希望你也有這樣的感覺！

這本書並不是要教你瑜伽體位，而是要幫助你在練習時，瞭解如何正確移動和調整身上的肌肉和骨骼。這是一本著重基本觀念的入門書，目的是要提供你正確的資訊，而不是讓你感到不知所措。如果你想要體驗頭昏腦脹的感受，可以去讀讀《格雷氏解剖學》（*Gray's Anatomy*）。

對瑜伽老師來説，這本書則能提供大量工作上會用到的基礎解剖學知識。我相信如果要教導學生如何移動身體，那就應該掌握身體的運動方式。而在瑜伽師資培訓課程中，這也會是一本很棒的教材，可以融入解剖學的上課內容。至於瑜伽學生們，一旦更加理解自己的身體，練習體位時就能更加有效且安全。

我誠摯希望，在閱讀並著色之後，你不僅能清楚身體運動的方式和相關術語，也對解剖學有更深的認識，甚至開始喜歡上它。

Om shanti[1]

——凱莉

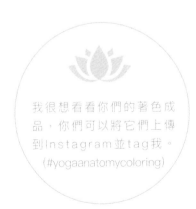

我很想看看你們的著色成品，你們可以將它們上傳到Instagram並tag我。
(#yogaanatomycoloring)

〔1〕 在梵文裡，「om」代表和宇宙萬物發出共鳴，而「shanti」則是和平的意思，兩者加在一起，就是用以祈禱和平的文字。

如何使用本書

我想要盡可能讓解剖變得簡單又有趣。沒錯，解剖真的可以很有趣。在本書的第一部份中，你將先瞭解解剖入門詞彙，誠心建議你在正式閱讀內文並認識自己的身體之前，先仔細讀完這一部份。

這些詞彙將為接下來的學習打下穩固的基礎，雖然它們可能不是解剖學最有趣的部份，但就像我們都要先掌握和弦，才能彈奏出美妙的樂曲一樣，認識解剖學也勢必要學習這些詞彙。

一開始，我們會先來認識各個術語的基本定義，接著再讓你深入探索本書。你會發現，全書中反覆提及這些詞彙，而且不只是在這本書裡，其他解剖相關書籍也是如此，若是不理解這些基本詞彙，你很容易就會感到迷失和挫折。其實這些術語一點也不複雜，只是用一些不同的方式，來表達許多你已經知道的東西。例如，在解剖學中，我們不會說「身體的前面部份」，而是「前側」（anterior）。解剖學有自己的一套語言，只要能夠掌握術語，就能灌溉你的解剖學知識，使它繼續成長。一起來學習吧！

我也推薦你在深入研究不同的肌肉前，先閱讀第三部份的肌肉介紹，這能讓你瞭解全面的概觀，然後再一一區分各個肌肉系統。我們將會從頭到腳，慢慢探索身體，不過，因為人體總共有將近七百多塊肌肉，我們沒辦法每一塊都詳細介紹，但會涵蓋到最主要的肌肉（更何況七百也僅是個粗略的數字，確切數量還沒有人真的知道呢）。

認識這些基本資訊之後，你會感覺像是破解了一個超複雜的謎題。只要加強鍛鍊，就能讓基礎更加牢固，因此，當你學會解剖詞彙，並對肌肉和骨骼有了基本的理解，就可以開始放心探索身體內部的世界了。請記得，你的身體就像是一座實驗室，閱讀這本書時，務必花些時間去感受自己身上的骨骼和肌肉，可以動動關節，感受肌肉和骨骼的活動。

這本書裡有許多插圖可以著色，一起動手做吧！這是學習的另一種層面，可以「強化」你的知識。純粹閱讀當然很棒，但我相信，以顏色「填滿」這些部位，你一定

腿部內側肌肉

以下都是大腿內側的肌肉，這些肌肉長短不一，有些比較短，有些則非常長。所有兩腿叉開的瑜伽體位，無論是坐姿、站姿或其他任何姿勢，都會拉伸到這組肌肉。

內收肌

這組肌肉的名字，正是它們的主要職責──內收！要記得，內收表示四肢往身體中心的方向移動。內收肌能幫助腿部移向中線，或移向身體的另一側。

內收肌共有五種：

- **恥骨肌（pectineus）**：這是肌群中最短的肌肉。
- **內收短肌（adductor brevis）**：較內收長肌短，但較恥骨肌長。
- **內收長肌（adductor longus）**：如同其名，它的長度比內收短肌還要長。
- **內收大肌（adductor magnus）**：這是肌群中位置最深，也最有力的肌肉。
- **股薄肌（gracilis）**：這是內收肌群中獨有的肌肉，也是唯一穿過膝關節的肌肉。

■ 位置

內收肌群位於大腿內側，在股四頭肌與大腿後肌之間。它們的起點在骨盆骨內側，位於恥骨到坐骨之間，並且都穿過髖關節。

恥骨肌是這組肌群中最短的肌肉，它終點位置最高，位在股骨內側。第二短的就是內收短肌，然後是內收長肌。內收大肌則是這組肌群中最強壯的，它一路往下生長，終點在股骨內側遠端頭（也就是大腿骨的底部，就在內側膝蓋的上方）。股薄肌的終點則位於脛骨頂部正下方的內側，也就是靠近內側膝蓋正下方的脛骨頂部位置。

■ 功能

內收肌群能內收髖部，這就是它們主要的工作。此外，它們還能使髖部內旋。

由於股薄肌穿過膝關節，因此在膝關節屈曲時，也扮演著協同肌的角色。既然現在你已經明白內收肌群的功能，以及它們的起點與終點，那麼你便也知道，任何髖部外展的瑜伽體位都會拉伸內收肌，而所有內收髖部的體位則都會使內收肌收縮。

練習技巧

在樹式【請參考第47頁】下，彎曲的那一側膝蓋盡量外展（但膝蓋仍維持彎曲），便能感受到除了股薄肌外的所有內收肌群都得到大幅伸展。

由於股薄肌在膝蓋彎曲下，通常無法被伸展，如果今天想拉開這條肌肉，就得做些變化。我們可以保持膝蓋朝外，接著伸直腿部，進到手抓腳趾單腿站立式，讓股薄肌也一同拉伸；有需要的話，也可以使用瑜伽伸展帶來輔助。由於大腿內側加強伸展，你會開始感覺到股薄肌大幅放鬆。

趣味知識

內收大肌是身體的第三大肌肉，十分強壯，足球員也是在這塊肌肉的幫助下，得以使用腳的內側來大力踢球。但同時，它也是最常導致鼠蹊部拉傷的肌肉。這可不是什麼令人開心的小知識，但確實值得記住。

練習技巧

各式提示可以增強你的瑜伽練習，讓你避免受傷，並加深體位和解剖學之間的關聯。

趣味知識

有關解剖的趣味冷知識，讓瑜伽課更有意思。

能夠更加深入地理解身體的組成。往後，當你或你的學生在練習瑜伽體位時，就能更敏銳地感受到身體發生的變化。著色之後，不僅增加了身體的知識，還完成了一本偉大的藝術創作呢！

書末有詳細的索引，包含內文提及的詞彙整理、瑜伽體位的英文與梵文對照，還有可以剪下來打洞裝訂的練習小卡，讓你隨時隨地學習，測試你的瑜伽解剖知識！

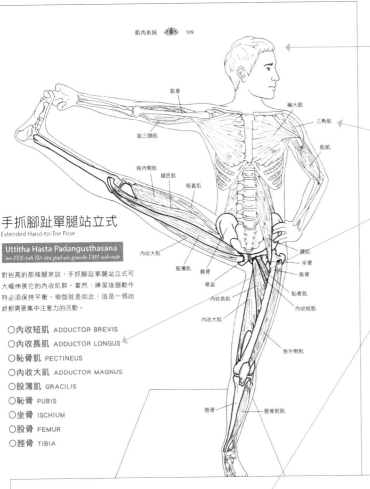

肌肉系統　109

肱骨

胸大肌

三角肌

肱三頭肌

肱肌

股內側肌

縫匠肌

股直肌

內收大肌

腰肌

坐骨

股薄肌

股骨

髂骨

恥骨肌

骨盆

內收長肌

內收短肌

內收大肌

股外側肌

脛骨

脛骨前肌

手抓腳趾單腿站立式
Extended Hand-to-Toe Pose

Uttitha Hasta Padangusthasana
oo-TEE-tah HA-sta pad-an-goosh-TAH-sah-nah

對抬高的那條腿來說，手抓腳趾單腿站立式可大幅伸展它的內收肌群。當然，練習這個動作時必須保持平衡。瑜伽就是如此，這是一個始終都需要集中注意力的活動。

- ◯ 內收短肌 ADDUCTOR BREVIS
- ◯ 內收長肌 ADDUCTOR LONGUS
- ◯ 恥骨肌 PECTINEUS
- ◯ 內收大肌 ADDUCTOR MAGNUS
- ◯ 股薄肌 GRACILIS
- ◯ 恥骨 PUBIS
- ◯ 坐骨 ISCHIUM
- ◯ 股骨 FEMUR
- ◯ 脛骨 TIBIA

可著色的姿勢
詳細的黑白插線圖，呈現出各個瑜伽姿勢的身體解剖結構。

部位名稱
呈現對應內文提到的肌肉和骨骼名稱，以及其他主要解剖結構。

專有名詞標記
這裡列出對應內文與瑜伽姿勢中提及的術語，讓你能透過著色註記解剖結構的名稱，接著繪製出它們之間的關聯。

細節圖
身體各部位的細節特寫圖。

動作名稱
除了列出這些動作的英語和梵語名稱，同時附上梵語發音供參考。

44　看圖著色 瑜伽體位與解剖自學指南

骨骼、關節與結締組織　45

骨盆關節

和肩膀一樣，骨盆也不只有一個關節。大多數人會交替使用骨盆和髖部這兩個詞，但本書希望更加具體，所以使用這些名詞。以下是我們的骨盆關節介紹。

薦髂關節

薦髂關節（sacroiliac joint）通常會被簡稱為「SI關節」，它連接了髂骨與薦骨，將骨盆與脊椎連接。

髖關節

所謂髖關節（acetabulofemoral joint），指的是骨盆的杵臼關節。髖關節將股骨近端連接到髖臼（acetabulum）處，也就是髖部的凹陷的地方。

值得一提的是，髖臼是髂骨、恥骨與坐骨的連接處，這三對骨頭組成了骨盆。這個關節的無論是在靜止、運動或是保持平衡的時候，都能用來支撐身體。此外，髖部連接上身和下身，並將下肢連接到中軸骨骼處。

恥骨聯合

恥骨聯合（pubic symphysis joints）將兩塊恥骨連接在一起。不同於髖臼和薦髂關節這個滑液關節，恥骨聯合屬於微動關節，也就是說，它無法提供大量的活動。

除此之外，還有許多肌肉和韌帶能幫助維持骨盆的結構。從右圖側平板式的圖片可以看到，這些主要肌帶在我們移動骨骼時如何幫肌肉繞骨盆，進而穩定骨骼。

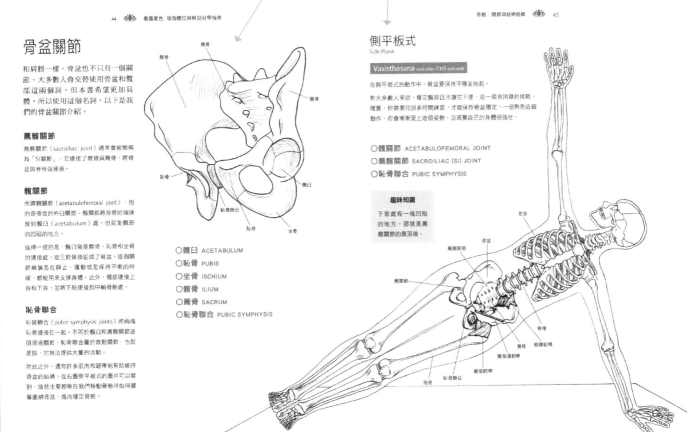

薦骨

髂骨

髂骨

髖臼

恥骨

恥骨聯合

恥骨

坐骨

- ◯ 髖臼 ACETABULUM
- ◯ 恥骨 PUBIS
- ◯ 坐骨 ISCHIUM
- ◯ 髂骨 ILIUM
- ◯ 薦骨 SACRUM
- ◯ 恥骨聯合 PUBIC SYMPHYSIS

側平板式
Side Plank

Vasisthasana *vah-shis-TAH-sah-nah*

在側平板式的動作中，骨盆要保持平穩並抬起。

對大多數人來說，穩定骰部且不讓它下墜，是一項很困難的挑戰。確實，你需要花很多時間練習，才能保持骨盆穩定，一旦熟悉這個動作，你會漸漸愛上這個姿勢，並感覺自己的身體很強壯。

- ◯ 髖關節 ACETABULOFEMORAL JOINT
- ◯ 薦髂關節 SACROILIAC (SI) JOINT
- ◯ 恥骨聯合 PUBIC SYMPHYSIS

> **趣味知識**
>
> 下背處有一塊凹陷的地方，那就是薦髂關節的最頂端。

肋骨

骨盆

薦髂關節

椎體

薦髂關節

髖關節

薦棘韌帶

薦髂溝韌帶

髂股韌帶

股骨

恥骨聯合

開畫囉！著色的幾點建議

● 彩色鉛筆很容易買到，使用起來也很方便，不會滲透紙張。建議大家可以盡量買多種不同的顏色，如果色號不夠多，沒辦法為每個名稱和解剖部位塗上不同色彩的話，也可以利用著色力道的輕重或疊加不同顏色，來做出區別。

● 著色時首選淺色，這樣才不會蓋過肌肉紋理或連接名稱和解剖部位的線條。

● 每個瑜伽姿勢圖附近，都有該動作主要肌肉和骨骼的名稱及空白圖圈標記。在著色時，可以為肌肉、骨骼和圖圈標記畫上相同的顏色，這麼做能幫助你記住它們的位置與名稱。

● 有些骨頭的特定區塊會特別被標註出來，像是小腿脛骨上突出的脛骨粗隆（tibial tuberosity），這些區塊通常都是文中提到的肌肉起點或終點。可以為它們塗上比骨骼還要深的顏色，這樣能幫助你更加瞭解骨頭的質地。

● 在為肌肉著色時，離骨骼越近的地方，顏色可以變淡，藉此呈現出肌腱的結構。

● 在為一組肌群著色時，可以採用相同的顏色，但每塊肌肉的顏色深淺不同。比如股四頭肌（quadriceps muscle）共有四塊，就可以塗上四種層次的藍色，這樣當你複習時，就能馬上知道它們屬於同一組，但又是不同塊肌肉。

● 某些圖片中，可能會包含相應文字段落中沒有提到的骨骼和肌肉，但你已經從前面的其他章節中認識了這些部位。因此，在閱讀和著色時，你還是可以瞭解當下在進行的內容。而且，你還可以順便考考自己，是否對這些段落中沒提到的部位有印象！

● 如果不小心把顏色塗出線條外也別擔心，畢竟人的構造本來就不是整齊的。

準備好了嗎？現在，就讓我們展開身體裡的旅程吧！

> **著色技巧**
>
> 用與肌肉和骨骼相同的顏色來書寫或為名稱著色，可以幫助你加深印象。

● **脛骨前肌** TIBIALIS ANTERIOR
◍ **脛骨** TIBIA
● **內楔骨** MEDIAL CUNEIFORM

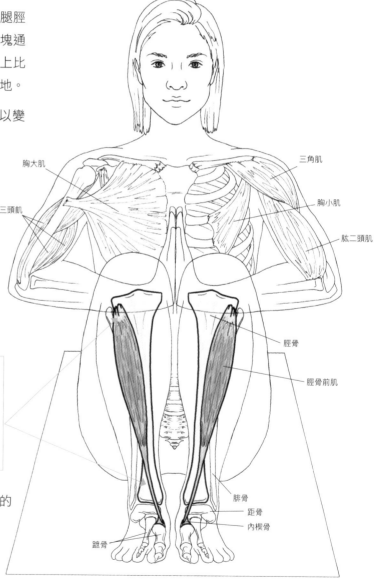

> **著色技巧**
>
> 將靠近骨骼的肌肉區域塗上較淺的顏色，用來代表肌腱。

- 股直肌 RECTUS FEMORIS
- 股內側肌 VASTUS MEDIALIS
- 股中間肌 VASTUS INTERMEDIUS
- 股外側肌 VASTUS LATERALIS
- 縫匠肌 SARTORIUS
- 股四頭肌肌腱 QUADRICEPS TENDON

- 髂前上棘 ANTERIOR SUPERIOR ILIACSPINE (ASIS)
- 髂前下棘 ANTERIOR INFERIOR ILIAC SPINE (AIIS)
- 髕骨肌腱 PATELLAR TENDON
- 脛骨粗隆 TIBIAL TUBEROSITY
- 股骨 FEMUR
- 脛骨 TIBIA

著色技巧

為股四頭肌等肌群塗上相同的顏色，但每塊肌肉不同深淺，用來顯示它們之間的關聯。

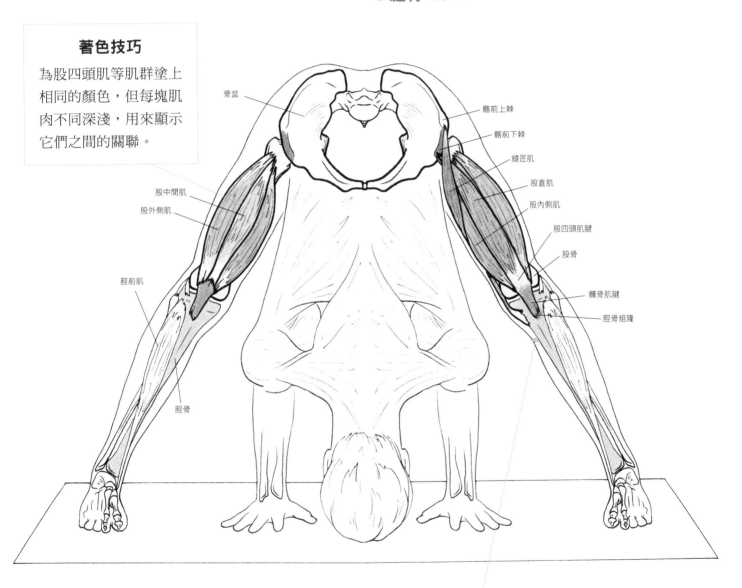

著色技巧

較大的骨骼多半還會包含一些特定區塊，例如脛骨中的脛骨粗隆，著色時，可以為它們塗上比所屬骨骼深一些的顏色。

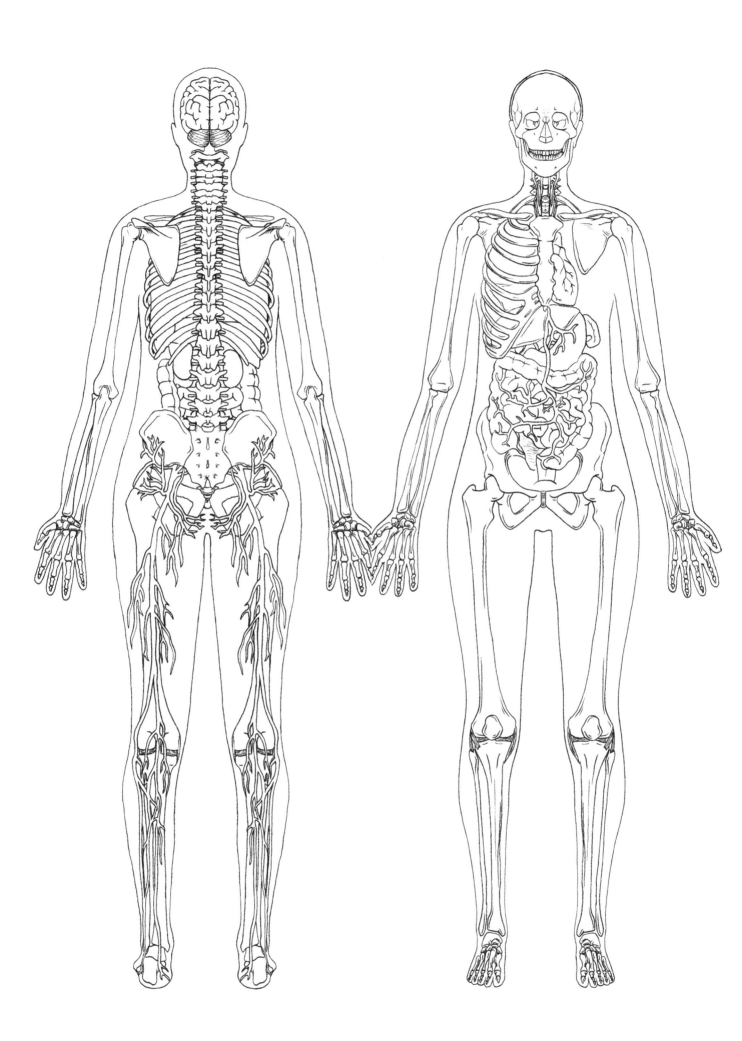

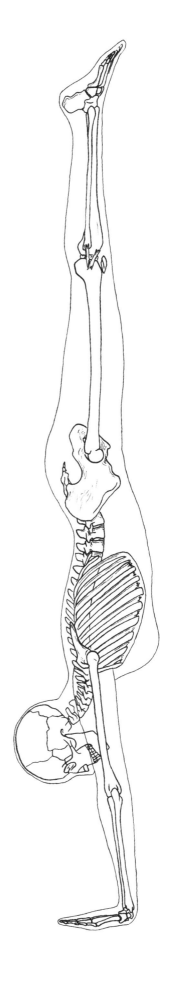

詞彙用語與
身體基本系統

要學習跟身體有關的科學，首先得讓彼此能聽懂對方說的話。對於沒有相關經驗的讀者來說，解剖學就彷彿是一種外語，某種程度上確實如此。解剖學有專屬的詞彙，如果對這些術語沒有基本理解，就很容易感到茫然。所以，我們需要建立一些知識背景，而這部分，也將成為你閱讀這本書時的指南。

在開始認識身體並學習各種新詞彙之前，我們先來設立一個基準點，並瞭解通用的姿勢方位說法。在西方國家中，正中姿勢（neutral posture）是公認的解剖方位。正中姿勢和山式（Tadasana）很類似，只不過山式的手掌朝內，而正中姿勢則是手掌朝前，所有對於方向和動作的描述都是以正中姿勢為基準點。

這本書的內容，主要聚焦在**肌肉與骨骼系統**上，它們是人體十一個生物系統裡的其中兩個。本章節也會簡單介紹其他九個系統，雖然不會深入討論所有細節，但還是要對它們有些基本理解，畢竟你身體上的所有系統必須共同合作，才能創造出完整的你。

活動面

在三維空間中活動，可以向前、向後彎，也可以向左、向右彎，甚至扭轉自己的身體，這些都是我們在空間中運動的方式。接下來將介紹身體活動的三個平面，以及這些平面如何區隔身體。

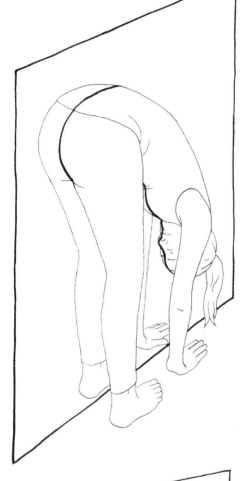

立姿前彎式
Standing Forward Bend

Uttanasana *OOT-tan-AHS-anna*

像立姿前彎式這樣的前彎動作，我們不會扭轉或側彎身體，只會在前後方向的矢狀面（sagittal plane）上移動。

矢狀面

矢狀面可以從人體上任何一個定點，將人縱切為左、右兩面，但不一定是五比五對半切。舉例來說，可以從左肩頂部，向下切至左腳踝，這樣就是接近七比三的分割方式。

〇**矢狀面** SAGITTAL PLANE

英雄式二
Warrior II

Virabhadrasana II *veer-ah-bah-DRAHS-anna*

英雄式二只會在額狀面（frontal plane）上移動。在這個姿勢中，我們不會向前或向後彎，也不會進行扭轉。

額狀面

額狀面，或稱冠狀面（coronal plane），它可以從人體上任何一個定點，將人縱切為前、後兩面；同樣地，不一定是五五對分。例如，可以從額頭頂部，向下切分到腳踝前部，形成不對稱的分割。

〇**額狀面** FRONTAL PLANE

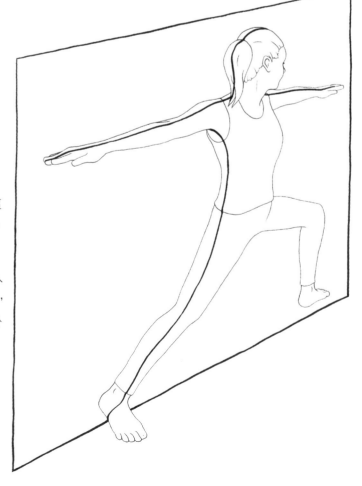

反轉三角式
Revolved Triangle

Parivrtta Trikonasana
par-ee-VRIT-tah trik-oh-NAH-sah-nah

在反轉三角式這樣的扭轉動作中，身體會在橫狀面（transverse plane）中移動。

請注意，這個姿勢並非「只會」出現橫狀面的動作；在許多瑜伽體位中，身體可能會同時在兩個甚至三個平面上運動。像是在反轉三角式中，你會在橫狀面上扭轉脊椎，在矢狀面上彎曲髖部，並在額狀面上（嘗試）對齊手臂。

為體位著色⋯⋯
著色能幫助你掌握3D運動的觀念。建議先在切面上填色，來突顯身體的運動方位，接著再塗上瑜伽體位的顏色，以瞭解目前的動作，或搞清楚如何做到。我很喜歡想像有無形的力場在自己全身上下流動！

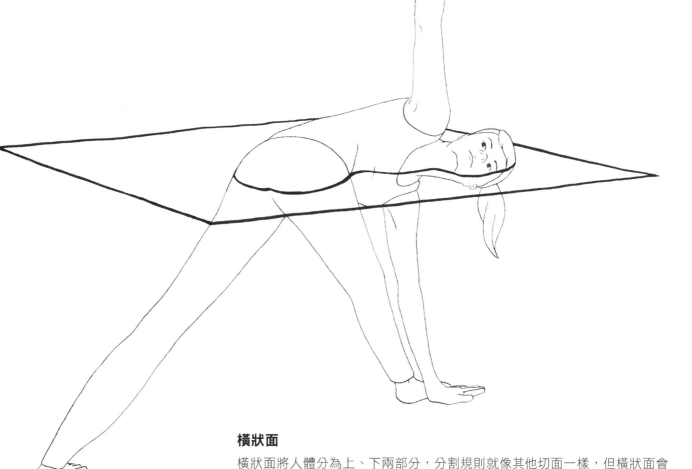

橫狀面
橫狀面將人體分為上、下兩部分，分割規則就像其他切面一樣，但橫狀面會往四面八方擴展，不會從頂部延伸到底部。例如，橫狀面可以貫穿腰部，將身體分為包含髖部與腿部的下部，以及包含身體其餘部份的上部。或者，也可以從膝蓋處開始，將身體分為膝蓋以下和以上。

○橫狀面 TRANSVERSE PLANE

方位術語

方位或位置術語可以幫助我們分辨身體各處的相對位置，這些術語往往會兩兩一組，且意思相反。

矢狀面術語——
描述身體左、右兩側的關係

※「中線」位在矢狀面上。

內側（medial）：較靠近身體中線處。例如，要描述腳踝裡面的位置，你就會說這是腳踝內側，因為它更靠近身體的正中間。

外側（lateral）：較遠離身體中線處，朝向身體兩側。例如，要描述腳踝外面的位置，你就會說這是腳踝的外側，它離身體中線較遠。

額狀面術語——
描述身體前面和後面的關係

後側（posterior）或背側（dorsal）：較靠近身體後部處。例如，當我們說脊椎在胸骨的後側，意思就是脊椎在胸骨的後面。我們也可以說，臀肌在身體的後側。

前側（anterior）或腹側（ventral）：較靠近身體正面處。例如，股四頭肌在大腿後肌前側，我們也可以說，肚臍在身體的前側。

橫狀面術語——
描述身體上部和下部的關係

上側（superior）：較靠近頭部處。也就是說，無論你要描述的是哪個部位，相對於其他部位，它都一定是在身體較高的位置。例如，股骨（大腿骨）在跟骨的上側。

下側（inferior）：較靠近足部處。無論你描述的是哪個部位，相對於其他部位，它都一定是在身體較低的位置。例如，跟骨在股骨的下側。

其他術語

接下來的四個術語，描述的是身體各部位與軀幹或皮膚的相對位置。說穿了，我們只是以聽起來更專業的技術術語，來取代平常說的「較靠近」或「較遠離」而已。例如，俯位及仰位在本書中就會經常使用到。

近端（proximal）：較靠近軀幹處。例如，手肘在手腕的近端，這表示手肘比手腕更靠近軀幹。

遠端（distal）：較遠離軀幹處。例如，手部在上手臂的遠端。

淺層（superficial）：較接近皮膚處。但也可能與其他部位有不一樣的相對位置。例如，斜方肌（trapezius）在菱形肌（rhomboids）的淺層，也就是說，斜方肌位於菱形肌上面，更靠近皮膚。先說喔，淺層可不表示不重要！

深層（deep）：離皮膚較遠處。例如，股外側肌（為股四頭肌之一）在縫匠肌深層。也就是說，縫匠肌位於股四頭肌上面，更接近皮膚。

俯位（prone）：臉部朝下趴著。當你面對地板時，就是處於俯位。

仰位（supine）：臉部朝上躺著。當你面向天空時，就是處於仰位。

著色技巧

為手倒立式的骨骼圖著色時，可以同時運用剛剛學到的動作術語，來思考這些骨頭之間的關係。髖部和肩部的各區域都塗上顏色，並將兩者相會處的顏色混合在一起。

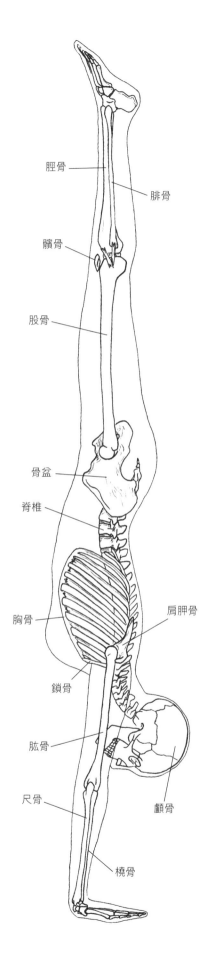

脛骨

腓骨

髕骨

股骨

骨盆

脊椎

胸骨

鎖骨

肱骨

尺骨

顱骨

橈骨

肩胛骨

手倒立式
Handstand

Adho Mukha Vrksasana
AH-doh MOO-kah vrik-SHAHS-sah-nah

這是你的骨骼從外側看起來的樣子。練習手倒立式時,你會在矢狀面上移動;而當維持倒立姿勢,你就保持在額狀面上;至於要從手倒立式起身時,你就會移動到橫狀面上。

外側視角

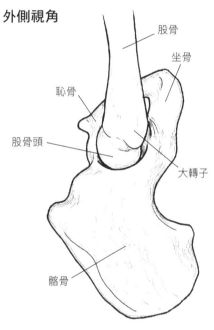

股骨

坐骨

恥骨

股骨頭

大轉子

髂骨

髖部
無論是倒立或是哪一邊朝上,髂骨永遠都在恥骨的上側,因為它更靠近頭部,而股骨頭近端則位於大轉子內側。

前側視角

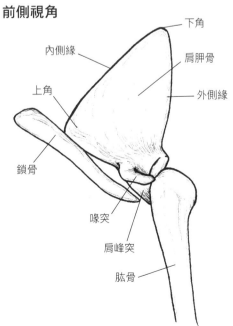

下角

內側緣

肩胛骨

上角

外側緣

鎖骨

喙突

肩峰突

肱骨

肩膀
肩胛骨具有上、下角,以及內、外側緣。而喙突與肩峰突都向前側突出。

描述動作的詞彙

這些詞彙將幫助你理解身體的各個部位是如何運動的，或許你以前就聽過這些術語，但還是要更清楚地理解它們的含義。而當你在描述瑜伽體位的身體動作時，也要習慣去使用這些詞彙，這樣才能以非常具體的語言講述動作，並更加精準地掌握要如何在動作中對齊身體，教導學生時也能更有信心。

屈曲與伸展

以前面提到的西方解剖方位來說，當提到「屈曲」（flexion）和「伸展」（extension）時，意思就是在矢狀面上彎曲與伸直。

屈曲

意思就是，所做出的動作會讓關節角度變小、骨頭彼此靠近。例如，在彎曲肘部時，就是肘關節屈曲，使前臂更靠近上臂。

伸展

與屈曲相反，動作會使關節角度變大、骨頭彼此遠離。例如，伸直手臂時，就是肘關節伸展，使下臂遠離上臂。

過度伸展

這是指關節伸展超過正常運動範圍，膝蓋和肘部最常出現這種情況。你可能有注意到，當腿部或手臂「伸直」時，它們往往會向反方向彎曲。

側向運動

當身體內收（adduction）或外展（abduction），基準點會是額狀面。

在練習三角伸展式（utthita trikonasana）時，瑜伽老師通常會要學生想像自己在前後兩片玻璃中間動作，在額狀面上運動就是這個意思。而當你從鷹式（garudasana）「鬆綁」的時候，老師則會告訴你「讓老鷹起飛吧」，因為你會張開了四肢，當然除了站立的那條腿之外。你會向兩側擴展，這也是在額狀面上運動。

外展

讓手臂或腿朝外側移動，遠離身體的中線或中心，就是外展動作。例如，在三角伸展式中，雙臂都外展，這就表示它們遠離了身體的中線，腿部也是如此。

內收

這是指讓手臂或腿從兩側朝身體中線移動，鷹式就是一個很好的例子，雙臂和雙腿都向身體中間移動。當然，這個姿勢還包括許多其他身體運動，但內收必定在其中。

旋轉／扭轉

內側（medial）和外側（lateral）旋轉是指肩關節和髖關節在橫狀面上的運動。當骨頭旋轉時，身體的各部位會朝向或遠離身體中線。

只要扭轉身體，無論「只有」脊椎旋轉，或四肢內、外側旋轉，都是在橫狀面上運動。因此，如果你在一段敘述中聽到扭轉，就可以確定這個動作一定包含橫狀面上的運動。

內旋

這表示骨頭在關節處向內轉動，即骨頭沿著它的軸線，向身體的中線旋轉。

以內八的動作為例，此時腳趾多半是朝內而非正前方，且髖部也會朝內旋轉。當股骨在髖關節與骨盆連接處朝身體中線向內轉動，就會使整條腿一直到腳趾都向內轉。在深度後彎姿勢中，髖部內旋有助於讓髖部與下背部保持展開。

外旋

指的是骨頭在關節處向外轉動，即骨頭沿著它的軸線，遠離身體中線或向身體的一側轉動。

用前面的例子來說，外八的動作腳趾是指向外側，也就是外旋。當股骨在髖關節與骨盆連接處旋轉，遠離身體中線，就會使整條腿向外旋轉。芭蕾舞演員的腳經常如此。

扭轉

「純粹的」扭轉只發生在脊椎，它可以向左或向右轉

動。你也可以只轉動頸椎，就像你平時往肩膀的方向看去一樣，或是扭轉整條脊椎。練習瑜伽時，如半魚王式（Andha matsyendrasana），就會做到這種更深入的扭轉姿勢。

其他術語

以上術語只是基本款，接下來的內容，會讓你對「解剖的語言」有更深入的理解。別害怕，繼續往下讀就對了！

▌ 單側運動

單側（unilateral）表示運動只發生在身體的其中一側，例如，在頸部的斜角肌（scalenes）等成對的肌肉中，當進行側彎時，一側會屈曲，而另一側會伸展。

▌ 雙側運動

身體兩側的肌肉共同動作，例如，在頸部的斜角肌等成對的肌肉中，前斜角肌進行雙側運動，使頭部和頸部屈曲。

▌ 側向屈曲

這是另一種僅由脊椎執行的運動。你可能比較常聽到「側彎」。

脊椎側向屈曲時，身體同一側髖部和肩部之間的空間就會延伸。就像前面說的那樣，我們只是換了另一種方式來描述你本來就知道的東西。側棒式變化（visvamitrana）就是側向屈曲的例子，這個體位的名稱源自印度聖哲韋西瓦密陀（Visvamitra）之名。

側向屈曲時，身體會朝同一側彎曲，但不是扭轉，也不是前彎或後彎，因此這是在額狀面上的運動。

▌ 環動

當骨盆和肩膀杵臼關節（ball-and socket joint）以畫圓的方式運動時，就是環動。這個動作結合了屈曲、伸展、外展和內收，並會在額狀面和矢狀面上運動。試著慢慢理解這一切，別害怕！

▌ 旋後

這是指前臂和足部的運動。前臂旋後（supination）轉動的動作，會使手掌心朝上，或者以西方解剖學位置來說，就是手掌朝向前側。練習三角伸展式時，抬高的那隻前臂會旋後，使手掌面向前側，或朝向身體的前方。

足部旋後是一個十分複雜的動作。首先，腳踝其實是共由三個獨立的關節組成，在做旋後動作時，這些關節會讓腳掌向內側轉動，使兩隻腳的外緣彼此接近，而足弓則彼此遠離。有時候旋後會和內翻（inversion）混淆，不過內翻時，只有腳跟向內側轉動而已。

▌ 旋前

旋前也是前臂和足部的動作，只是動作與旋後相反。

前臂旋前是指手掌朝後側轉動。練習英雄式二時，我們的手掌朝向地面，上手臂的二頭肌朝向天花板，這時前臂就會旋前。當前臂的橈骨覆蓋住尺骨，就是旋前動作。你可以試著固定手肘，然後上下翻動手掌，就能感覺到旋前運動，還蠻有趣的。

足部旋前相當複雜，整個腳掌都會向外側轉動。雖然旋後的運動範圍還是比較大，但旋前時腳踝也會往特定方向運動。有時旋前會與外翻（eversion）混淆，不過外翻時，只有腳跟向外側轉動而已。

▌ 蹠屈

聽起來很拗口，但所謂蹠屈（plantar flexion），只是用另一種奇特的方式來表達「伸出你的腳趾」而已。蹠，可以理解為腳底，而當你伸出腳趾時，腳底的確是做屈曲的動作.

▌ 背屈

足部屈曲就是大家所知的背屈（dorsal flexion），也就是將腳趾靠向脛骨，腳跟遠離膝蓋方向踩向地板，並拉伸腳底，或稱蹠面（plantar surface）。

我一直覺得很有趣，蹠屈和背屈明明是兩種相反的動作，卻都被視為屈曲，但事實就是如此。

▌ 骨盆前傾

這是指身體正面（前側）的髖骨向前移動，而骨盆中坐骨結節（ischial tuberosities）的髖骨會往身體背面（後側）方向運動。想像四肢著地並伸展脊椎的動作，就像在練習牛式時那樣，注意觀察意自己髖部的運動，前面的髖骨會被向前拉。

練習技巧

練習瑜伽體位時，可以慢慢開始注意自己的身體如何運動。先觀察自己怎麼讓身體固定在姿勢中，然後開始以解剖術語描述自己的動作。只要開始使用這些術語，你的解剖學詞庫就會變得越來越豐富！

▌骨盆後傾

與上述情況相反,當身體前側的髖骨向後拉時,坐骨結節會往身體前側運動。想像四肢著地並拱起脊椎,這個動作俗稱貓式,注意觀察意自己髖部的運動,前面的髖骨會向後拉。

肩部運動

接下來的術語是用來描述肩部的運動。由於肩關節的運動範圍是全身中最大的,因此需要比較多術語來指稱動作。值得注意的是,這些術語也可以用來描述身體其他部位的運動。

▌前突

當肩胛骨沿著後肋骨,向前移動到身體前側時,就是前突(protraction)動作。基本上,兩側肩胛骨會相互遠離,兩者之間產生更多空間。前突也可以用來描述鎖骨、頭部和下顎的前向運動。.

▌後縮

後縮(retraction)最常用來描述肩胛骨朝向朝向中線的運動。基本上,兩側肩胛骨會向脊椎靠近,兩者之間的空間減少。後縮也可以用來描述鎖骨、頭部和下顎的後向運動。

▌上舉

上舉(elevation)最常用來描述肩胛骨向上側(身體頂部)拉抬的動作。

當我們開始關注自己的身體,並察覺它在特定時間會做些什麼的時候,往往最先發現的是肩膀經常處於上舉狀態,因此,我們需要開始有意識地多加放鬆肩膀。另外,上舉也可以用來描述下顎的動作。

▌下壓

説到下壓(depression)這個術語,它並不是指雙肩下垂的狀態,而是指肩胛骨向下側(身體底部)壓低的動作,但這不等於放鬆肩膀,是你主動將雙肩往下壓。另外,下壓也可以用來描述下顎的動作

▌水平內收

朝外張開手臂,與地板平行,接著將手臂往身體前側的方向伸,這就是水平內收(horizontal flexion)。

▌水平外展

與前述相反,水平外展(horizontal extension)手臂與地面平行,並將兩隻手臂移向身體後側。

描述名詞的詞彙還有很多,若要全部講完,可能會花很多時間,以上這些應該就已經夠了。我們可以用這些詞彙來瞭解蠍子式(vrishchikasana),看看身體如何運作,一定會很有趣。

蠍子式
Scorpion

Vrishchikasana *vris-chee-KAH-sah-nah*

蠍子式提供許多可以展示身體如何在空間中運動的例子。
看看這張圖，美麗的曲線和彎曲動作，創造出多麼令人
讚嘆的手臂平衡！

接下來，試著換個角度看看——髖部如何運動？
手臂在做什麼動作呢？身體又是如何固定在
這個姿勢中？

將圖中標示運動方向的箭頭也著上顏
色，相應的空白圓標則使用相同
的顏色，你就會更清楚這
一切是如何運作的。

○**膝蓋屈曲** KNEE FLEXION

○**內旋** MEDIAL ROTATION

○**蹠屈** PLANTAR FLEXION

○**髖部伸展** HIP EXTENSION

○**脊椎伸展** SPINAL EXTENSION

○**肩胛骨後縮** SCAPULAR RETRACTION

○**外旋** LATERAL ROTATION

○**手肘屈曲** ELBOW FLEXION

○**前臂旋前** FOREARM PRONATION

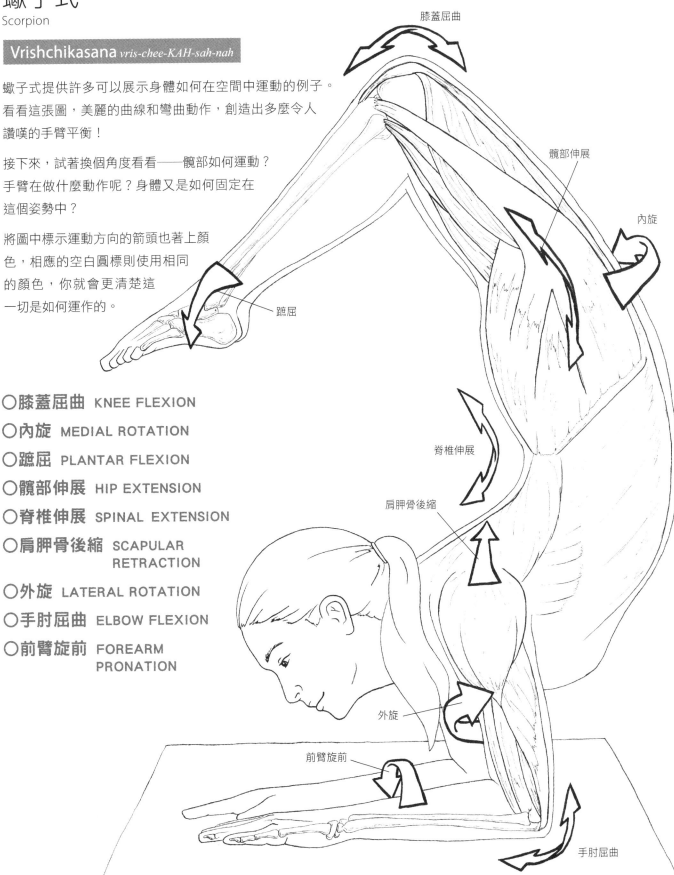

膝蓋屈曲

髖部伸展

內旋

蹠屈

脊椎伸展

肩胛骨後縮

外旋

前臂旋前

手肘屈曲

身體的各個系統

以下將會簡單概述身體的所有系統。認識整個身體的各個基本組成之後，你會發現，原來身體這麼複雜。不過在這本書中，我們只要先搞懂肌肉和骨骼就好。

心血管／循環系統

這個系統包含心臟、血管和血液。心臟會將血液和其中的所有物質輸送到全身。練習瑜伽時，如果提到胸部中心，我們通常會說這是「心輪」（heart center），或第四脈輪（fourth chakra）。另外，由於心臟更偏向胸腔左側，這也是為何左肺比右肺小的原因。

重點器官：心臟

消化／排泄系統

從口腔到肛門之間，這段空心的管道即為消化道。

食物由口腔進入後，經過許多個能分解食物的器官，各自吸收所需及可吸收的物質後，便會排出廢物。瑜伽有助於大幅改善及保持消化系統健康，我們練習過程中所做的上半身扭轉和轉動，就能夠保持體內循環暢通。當身體處於壓力狀態，消化就容易停滯不前，因為身體需要保存能量來維持站立、對抗環境，甚至讓你有力氣逃跑求生。想像一下，假如有人每天都被獅子老虎包圍，就算他吃得再好，最後都還是會因為壓力而變得不健康。

重點器官：口腔、食道、胃、胰臟、肝臟、膽囊、小腸、大腸、直腸和肛門

內分泌系統

如果身體是一個國家，內分泌系統就是它的領袖，並統治一切！它是腺體的集合，會分泌激素至血液中，再輸送到全身，能調節生長發育、性功能、生殖功能、新陳代謝、組織功能、睡眠，甚至是我們的脾氣，也有其他身體功能。

重點器官：松果腺、腦垂體、胰臟、卵巢、睪丸、甲狀腺、副甲狀腺、下視丘和腎上腺

外分泌系統

即頭髮和指甲，只不過用了比較專業的名稱。

大家都以為皮膚並不是一種器官，但它其實符合器官的定義，那就是：細胞聚集在一起，執行一項或多項維持身體所需的功能，而皮膚也

> **趣味知識**
> 皮膚是人體最大的器官，肝臟次之。

確實有許多功能可以維持身體機能和健康。你可能已經猜到，它的主要工作之一就是保護身體，其他功能則包含透過流汗來清除廢物，也會偵測熱、冷、壓力等外部刺激，還有調節身體溫度，但它的功能遠不止於此。

重點器官：皮膚、頭髮、指甲、汗腺、皮脂腺（青少年身上老是很臭的來源）、耵聹腺（製造耳垢的地方）

淋巴／免疫系統

有些人認為淋巴系統隸屬於循環系統。但基於這個小節的訴求，我會暫時把它看成一個獨立系統。

淋巴系統的功能就是運輸淋巴液。淋巴液是單向流動的，從組織與器官開始，途經身體各個網路通道，最後從脖子下方的靜脈注入循環系統。淋巴系統主要由淋巴管組成，類似循環系統的靜脈和微血管。血管與淋巴結相連，而淋巴結會負責過濾淋巴液。

要使淋巴液在體內流動，你就得多加活動身體，因為淋巴液並不像血液一樣，有心臟這樣的器官可以加壓輸送。這也是為什麼將身體顛倒的倒立體位對於健康如此有益，所有倒立動作都是讓地心引力來幫助你恢復身體。

淋巴系統的主要功能，是在免疫系統中發揮作用，帶著能「對抗感染」的白血球運送到全身，藉此對抗入侵者。淋巴結則會產生免疫細胞，幫助身體抵抗感染源，此外，它們還能過濾細菌和癌細胞等外來物質。

重點器官：胸腺、脾臟、扁桃腺和闌尾

泌尿系統

泌尿系統就像身體的衛生管線。血液流入腎臟後，它會先過濾掉其中的液體廢物，製造出尿液，接著膀胱會將它們暫時儲存起來，等到時機成熟才從體內排出。另外，腎臟系統也是維持體內恆定的主要角色。

重點器官：腎臟、輸尿管、膀胱、尿道

生殖系統

這是生命創造之處，是上天造人的奇蹟之一；與其他神奇的傳說不同，至少我們現在已經知道人是如何誕生的了。

生殖系統顧名思義，目的就在於繁衍下一代，也就是生命的來源。男女的生殖系統不同，而正是因為各自的器官不同，才能發揮生殖功能。

重點器官：陰道、子宮、卵巢、輸卵管（女性），陰莖、陰囊、睪丸、附睪、輸精管、精囊、前列腺（男性）

> **趣味知識**
>
> 想像一下，你的心臟在胸部右側，那會發生什麼事？內臟異位（situs inversus）是一種先天疾病，患有此疾病的人，雖然器官位置天生就與一般人相反，但其他方面都很健康。

呼吸系統

我們幾乎可以說，呼吸，就是生命。人們可以好幾天不喝水、不吃東西，但若是沒了氧氣，可能也活不了太久。

數千年來，瑜伽修士發展出各種不同的呼吸法，又稱之為調息（pranayama），致力達到促進循環、靜心、平衡等預期效果，甚至還能延長壽命，為了達到這些目的，我希望你好好呼吸。你可以試著在專注於著色或閱讀，或覺得受到挑戰時，注意呼吸的變化。

呼吸系統負責吸入氧氣和排出二氧化碳，這個過程十分複雜。在這個系統裡，氧氣會被吸入肺部微血管床，這也是氧氣與二氧化碳進行氣體交換的地方。紅血球會將氧氣輸送至全身，而當紅血球分配氧氣的同時，也會收集二氧化碳，將它們帶回到肺部後呼出。

重點器官：鼻、咽、喉、氣管、支氣管和肺

神經系統

神經系統能讓大腦與身體持續保持交流。

當訊息透過身體傳送到大腦後，大腦會根據它所收到的這些內部或外部刺激，來判斷周遭發生了什麼事，然後再向身體發出訊息，告訴它該如何反應，這個過程發生得非常快。比如說，當你觸摸到很燙的東西，你會立即把手拿開，過程中你並沒有真的停下來思考，但實際上大腦卻有在「想」。是這樣的，由於手的感覺受器感接收熱能後，會向大腦發送訊息，而大腦也會回覆這些訊息，讓手從爐子上移開。

但有時訊息會跳過大腦，直接傳送到脊髓再反彈回來並更快速地做出反應，即反射弧（reflex arc）。例如，當醫生用小木槌敲打你的膝蓋，你的膝蓋就會抽搐。

神經系統的基本單元是神經細胞，這是一種功能極為專一的細胞，只負責發送和接收神經衝動或資訊。而神經系統又分為「中樞神經系統」和「周圍神經系統」。

中樞神經系統由大腦和脊髓組成，而周圍神經系統則是由所有自脊髓延伸的神經組成，這些神經會一直到指尖和腳趾。周圍神經系統又可以再進一步分成兩部份，分別是控制自主運動的軀體神經系統，以及處理消化、心跳和被動呼吸等不須透過思考即可完成的動作的自律神經系統。而自律神經系統中，則又包含交感與副交感神經系統，分別負責身體「戰鬥或逃跑」的求生本能反應，並維持身體的平靜與放鬆，這兩個系統也有助於確保腎上腺素釋放至體內。

重點器官：大腦、脊髓、神經和感覺器官

西方解剖方位

前側視角

透過西方解剖方位，我們可以看到身體的全貌，也能從正面視角看到淺層器官的排列。心與肺位於其他器官的上側，佔據胸腔的大部份空間，而其他器官都位於腹腔。這個動作與山式非常相似，但若是在這個瑜伽體位中，手掌心是朝內的。

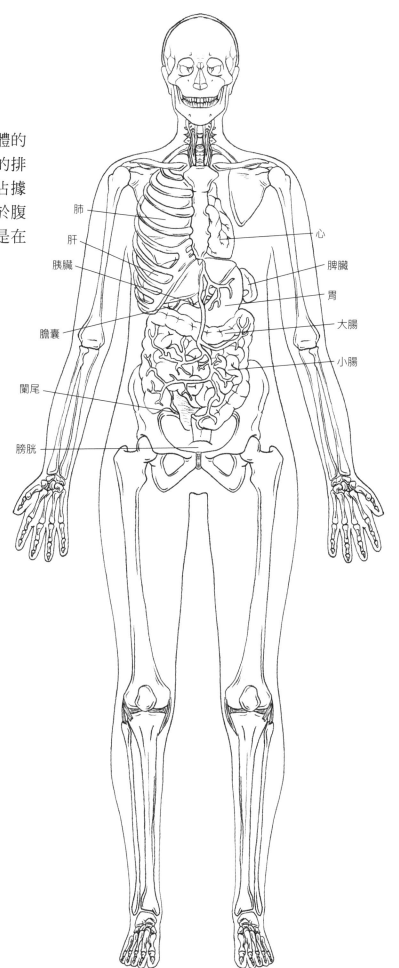

肺
肝
胰臟
膽囊
闌尾
膀胱

心
脾臟
胃
大腸
小腸

○**肺** LUNG

○**心** HEART

○**胃** STOMACH

○**肝** LIVER

○**膽囊** GALLBLADDER

○**胰臟** PANCREAS

○**脾臟** SPLEEN

○**大腸** LARGE INTESTINE

○**小腸** SMALL INTESTINE

○**膀胱** BLADDER

○**闌尾** APPENDIX

後側視角

從後側視角，可以看出神經系統的基本分布。這邊可以注意一下，從脊椎延伸出來的神經根，如果姿勢不正確，就會造成這個部位出問題，所以要站直，好讓神經系統能擁有所需的空間。

從這張圖也能看到坐骨神經，這是個需要特別注意的神經。許多人都患有坐骨神經痛，而練習瑜伽往往能有所改善，透過這些動作，可以放鬆壓迫到神經的肌肉，讓神經獲得所需的空間，不再受到緊繃肌肉的擠壓。這條緊繃的肌肉通常是指梨狀肌（piriformis），接下來會更詳細地討論它。

○**大腦** BRAIN

○**神經根** NERVE ROOT

○**坐骨神經** SCIATIC NERVE

○**腎臟** KIDNEY

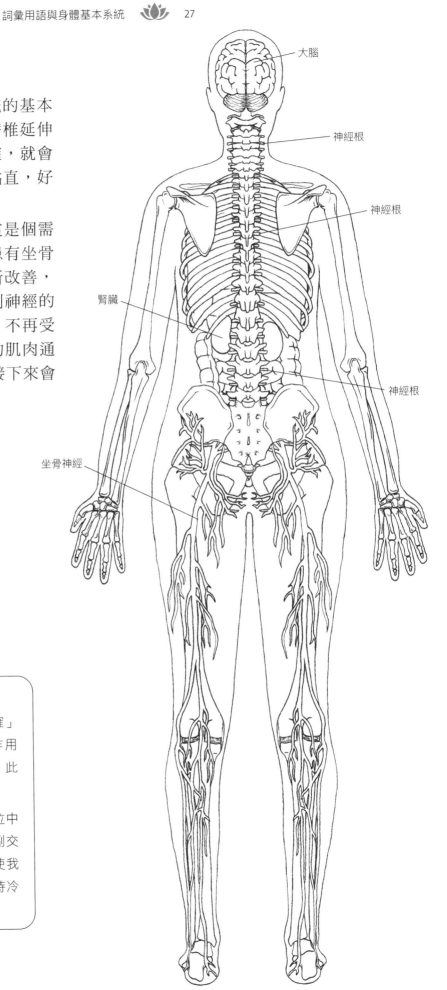

大腦
神經根
神經根
腎臟
神經根
坐骨神經

練習技巧

首次練習瑜伽體位並試圖「做到正確」時，通常就會觸發交感神經系統作用（有時會比真正需要用到的更多），此時，我們的心率便會隨著呼吸增加。

但隨著姿勢越來越進步，我們在體位中也變得更加放鬆和穩定。而這時，副交感神經系統就開始取得一些優勢，使我們即便面臨挑戰時，也依然能夠保持冷靜，這就是瑜伽帶給我們的幫助。

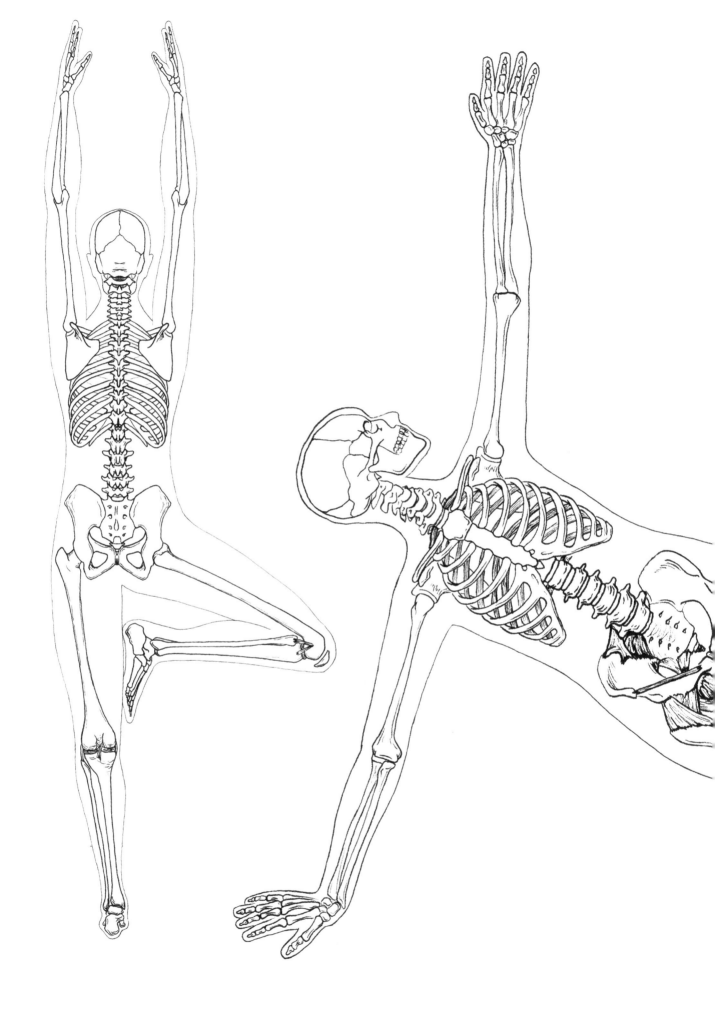

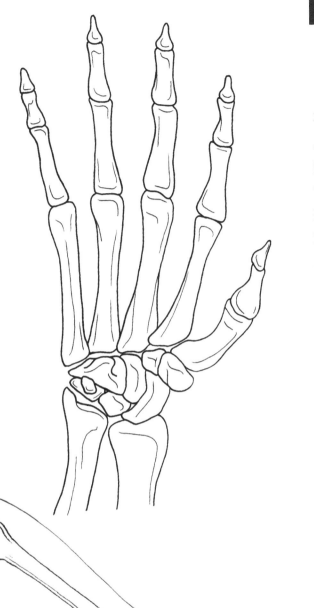

骨骼、關節與結締組織

在深入研究肌肉前，讓我們先來簡單瞭解一下支撐身體的框架——骨骼系統，即我們所有的骨頭；當你試著將瑜伽體位調整至正確時，你要調整的正是骨骼。而關節與結締組織，則負責將所有骨骼和器官連結在一起，並在我們移動身體時，穩定這些骨頭和器官。

兩塊骨頭相交之處就叫關節，骨頭在這個位置上聚集並相互連接，身體因此得以移動。瞭解各個骨頭的名稱後，就能分辨各個關節及其位置，因為關節通常以組成的骨頭來命名。當我們在伸展肌肉時，其實就是在拉長關節周圍的肌群，藉此增加關節運動的範圍，進而做到更大的動作。

結締組織則負責連接，它是一個總稱，從最大的骨頭到最細的筋膜都包含在其中。如果你不確定眼前的組織究竟是什麼，那它八九不離十就是結締組織！

骨骼系統的功能

我們將從頭到腳為骨骼著色，看看這些骨骼如何連接在一起。

任何結構都需要良好的基礎，而對身體來說，這個基礎就是骨頭。雖然我們無法從外面看到骨頭，它們對身體來說，卻是不可或缺的內在支撐，更需要你好好照顧和保養。以下是一些骨骼的功能：

支撐

骨頭可以承載身體的重量，只要你照顧好它們，它們會讓你保持強壯，並長期給予你支撐。而練習瑜伽體位最大的好處之一，就是能維持骨骼的健康。運動過程中，你運用身體的重量來對抗地心引力，這就能讓你的骨骼更加強壯。最近的一些研究也顯示，練習瑜伽可以大幅降低骨質疏鬆的風險，甚至還有些研究發現，練習瑜伽可以增加骨質密度。

保護

對於我們最珍貴的各個器官而言，骨頭就像一套盔甲。胸腔的骨骼保護著我們最重要的器官，也就是心臟和肺臟；顱骨則保護另一個重要器官，那就是大腦；至於脊椎，則負責保護脊髓。

活動

毫無疑問，身體就是該活動，而且還能完成許多不可思議的動作。由於肌肉附著在骨頭上，拉動骨頭便能移動整個身體。另外，由於肌肉以各種不同的方式排列在骨骼周圍，因此我們可以將自己拉向各個方向。

維持礦物質的體內恆定

骨骼能儲存鈣和磷，並在需要時釋放到血液中。

製造血細胞

紅血球、白血球及其他血液元素都是在紅骨髓中製造的。

儲存

黃骨髓儲存著脂質以及和礦物質。

骨頭類型

骨頭通常可依據其外觀，分為五種不同的類型：

長骨

能支撐重量且容易移動，比如股骨和肱骨都是一種長骨（long bones）。

扁骨

能保護器官，像是胸骨、肩胛骨、肋骨及顱骨都屬於扁骨（flat bones）。

短骨

手腕與腳踝則有短骨（short bones），分別是腕骨（carpals）以及跗骨（tarsals），它們能提供穩定及執行某些動作。

趣味知識

你知道人體骨架唯一可見的部份在哪嗎？答案是牙齒。牙齒覆蓋著人體中最堅硬的物質琺瑯質。

種子骨

這些小骨頭嵌在肌腱裡，能保護肌腱不受壓迫與磨損。由於種子骨（sesamoid bones）體積小且數量龐大，因此它們沒有被算在前面所提到的骨骼總數之中。人體最大塊的種子骨是髕骨（patella），也就是我們所熟悉的膝蓋骨。

不規則骨

任何不符合以上類別的骨頭，都是不規則骨（irregular bones）。它們的形狀通常複雜而古怪，有助於保護內臟。比如脊椎骨及骨盆處的骨頭，都屬於不規則骨。

中軸骨骼

骨骼系統分為中軸骨骼（axial skeleton）與附肢骨骼（appendicular skeleton）兩部份。中軸骨骼由顱骨、脊椎、肋骨、胸骨和舌骨組成，這些骨骼幾乎等同身體的中心，而附肢骨骼就是剩下的其他骨頭。這種分類方法很簡單，接下來會再加以詳述。

顱骨

顱骨（skull）共包含二十二塊骨頭，其中八塊是頭蓋骨，也就是圍繞大腦的骨頭，而十四塊在臉上。

現在，我們就來為顱骨著色吧！順帶一提，額骨（frontal bone）後方的眉心處是我們的第六脈輪，也就是眉心輪（ajna chakra），是智慧和直覺的所在之處，通常會用靛藍或皇家藍來標示【請參考第32頁的脈輪說明】。

○**額骨** FRONTAL BONE
○**顳骨** TEMPORAL BONE
○**頂骨** PARIETAL BONE
○**蝶骨** SPHENOID BONE
○**篩骨** ETHMOID BONE
○**枕骨** OCCIPTAL BONE
○**下頜骨** MANDIBLE
○**上頜骨** MAXILLA
○**顴骨** ZYGOMATIC BONE
○**鼻骨** NASAL BONE
○**下鼻甲** INFERIOR NASAL CONCHA
○**顎骨** PALATINE BONE
○**鋤骨** VOMER
○**淚骨** LACRIMAL BONE

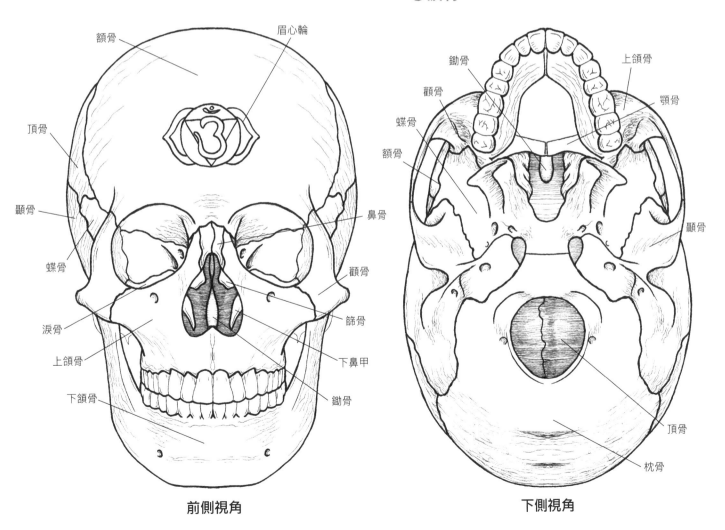

前側視角

下側視角

脊椎

脊椎是人體的骨幹，能保護脊髓，並在所有三個運動平面上運動。我們在每一個瑜伽體位中都會用到脊椎，無論是屈曲、伸展、扭轉或側彎，它都能同時在三個運動平面上動作，或是保持直立。所以，一定要好好認識脊椎，越是瞭解它的運動方式，就越知道該如何安全運動，並保持脊椎的健康。

雖然整條脊椎會一起運作來移動身體，但每一段骨頭都還是有自己獨特的天賦。如果你用手沿著脊椎往下摸，就會發現越底部的越大塊：頂部較小的骨頭可以更靈活地動作，但卻無法支撐太大的重量；而越底下的骨頭越大塊，這樣才能撐住更多重量，但相對來說，底部骨頭的活動能力比較低。脊椎各節中，活動範圍最大的部位是骨頭相接之處，想像一下，如果每個脊椎像頸椎一樣靈活，我們就可以三百六十度扭轉自己的身體呢！

回歸正題，整條脊椎由椎骨（vertebrae）組成，其中有二十四個帶有關節，另外八到十塊則是連成一片。從後側視角來看，椎體（vertebrae body）兩側突出處各有一個橫突（transverse process），以及往正後方突出的棘突（spinous process）。

一般來說，脊椎又可細分為五個不同的部份：

▌ 頸椎

頸椎（cervical spine）呈微微的前凸曲線，可以支撐頭部重量，共含七塊椎骨，通常會以C1-C7來稱呼它們，是脊椎最易活動的區段。比較特別的是，C1又常被稱為寰椎（atlas），它在寰枕關節處（atlanto-occiptal joint）與顱骨連接，讓我們能夠「點頭」；而C2則被稱為樞椎（axis），寰椎與樞椎在寰樞關節（atlantoaxial joint）

相連接，這讓我們可以「搖頭」。另外，最下方的頸椎C7，它的棘突由頸部底端突出，也很容易被找到。

▌ 胸椎

胸椎（thoracic spine）由十二塊椎骨組成，通常會用T1至T12來稱呼，它們與後肋骨（back ribs）連接構成胸腔，因此會一起移動。雖然不如頸椎靈活，但較大的椎骨可以保護胸腔裡面的重要器官，像是心臟和肺臟。

與前面提到的頸椎相反，胸椎本身呈後凹曲線，如果駝背（kyphosis）的話，它就會顯得更凹，但這不一定是永久性的，我們也可以透過瑜伽來進行矯正。

▌ 腰椎

腰椎（lumbar spine）由五塊椎骨組成，通常會用L1至L5來稱呼。腰椎組成了下背部，越底部的椎骨越大塊，也越來越不靈活，但卻可以支撐上身的重量。腰椎呈前凸曲線，但如果凸的太嚴重，就會形成「脊柱前彎」（lordosis），當然，練習瑜伽也有助於改善這個症狀。

▌ 薦椎

薦椎（sacrum）由五塊椎骨組成，通常用S1-S5來稱呼，它透過薦髂關節（sacroiliac joint，簡稱SI）連接到骨盆，將重量分配到腿部。薦椎在我們出生時是分開的，一直到青春期晚期或剛成年時會連成一片，形成薦骨，呈凹曲線。

▌ 尾椎

尾椎（coccyx）通常由三塊椎骨組成，有時會多達五塊；隨著年齡的增長，尾椎也會連成一片。

有趣的是，尾椎被視為一種進化不完全的產物，並不是我們真正需要的東西，不過，它還是有一些功能：當我們坐著時，尾椎有助於支撐上半身的重量，同時它也是

脈輪

脈輪是身體裡的能量中心，而氣是生命的能量，會透過脈輪在全身流動。脈輪共有七個，沿著脊椎向上排列，一直到達頭頂，但這只是我們對能量簡單的解剖概述，畢竟能量是很複雜的。

第一個脈輪稱為**海底輪**（muladhara），是脈輪的根基，位於脊椎底端；第二個**腹輪**（svadhisthana）位於薦骨附近；第三個脈輪是**臍輪**（manipura），位在肋骨下方腹腔神經叢區域；第四個為**心輪**（anahata），是充滿能量的心臟中心，位在胸骨後方；第五個是**喉輪**（vishuddha），位於咽喉部位；第六為**眉心輪**（ajna），通常被稱為第三隻眼睛，位在眉心位置；第七個脈輪則是**頂輪**（sahasrara），位於頭頂。

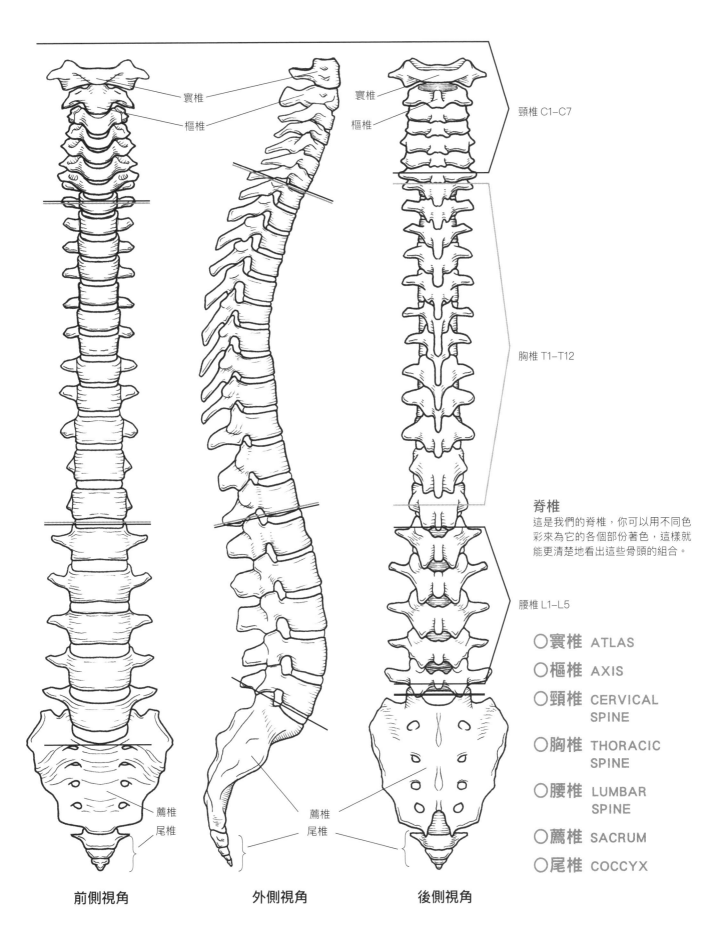

脊椎
這是我們的脊椎，你可以用不同色彩來為它的各個部份著色，這樣就能更清楚地看出這些骨頭的組合。

○寰椎 ATLAS
○樞椎 AXIS
○頸椎 CERVICAL SPINE
○胸椎 THORACIC SPINE
○腰椎 LUMBAR SPINE
○薦椎 SACRUM
○尾椎 COCCYX

前側視角　　　外側視角　　　後側視角

許多肌肉的連接點，並非全無用武之處。然而，尾椎究竟有沒有完全與薦椎連接在一起，又是否能夠運動，目前仍有爭議。

> **趣味知識**
>
> 薦椎這個詞源於拉丁語，意思是「神聖的骨頭」。

肋骨

人體內總共有二十四根肋骨，也就是十二對。

第一到七根肋骨（sternum）有時被稱為「真肋骨」（true ribs），它們直接與胸骨相連並形成關節。相對地，餘下的第八至十二根肋骨有時被稱作「假肋骨」（false ribs），其中，第八至十根肋骨與胸骨有共同的軟骨關節，而第十一至第十二根肋骨則通常被稱為「浮動肋骨」（floating ribs），因為它們只在後側附著於胸椎上。

胸骨

胸骨位在胸部中間，頂部是頸靜脈切跡（jugular notch）、中間是胸骨體（body of the sternum）、再下來是胸骨柄（manubrium），底部則有劍突（xiphoid）。

舌骨

舌骨（hyoid）主要負責固定舌頭，它位在頸部前側舌根處，是全身唯一未與其他骨頭相連者。

> **趣味知識**
>
> 有些人會缺少其中一對浮動肋骨，而有些人卻有第三對！

附肢骨骼

所有身體中心外的骨骼，都是附肢骨骼；它們成對出現，兩兩對稱。

肩膀

肩膀包含了上臂的長骨——肱骨，以及肩胛骨和和鎖骨。

手臂

上臂（upper arm）的骨頭就只有肱骨，由於其近端的頭附著在肩胛骨上，因此被認為是肩膀的一部份；下臂（lower arm）則由橈骨與尺骨組成，尺骨近端有一個骨突，叫作鷹嘴突（olecranon），也是我們認知中的手肘。

手腕與手部

手腕指的是橈骨遠端和八塊腕骨的連接處。

手部，直白點說就是手掌，包含許多因應手部動作的二十七塊骨頭，其中超過一半以上的骨頭屬於指骨，共十四塊。

骨盆

骨盆由三對骨頭所組成，分別是髂骨、坐骨與恥骨。

腿

大腿的骨頭只有股骨，是人體內最長、最結實的骨頭；而小腿則有兩塊骨頭，分別為脛骨及腓骨。整條腿部共有四塊骨頭，除了腿部的這三塊，還有膝蓋骨。

腳踝

距骨是脛骨及腓骨遠端與足部相接的地方，而這個位置也是蹠屈與背屈動作的位置。由於腳踝的運動方式十分複雜，因此它也由較多塊骨頭組成。不過，目前你只需要知道距骨在哪裡就可以了。

足部

正如手部有許多的骨頭，足部也是一樣。人類的足部共有二十六塊骨頭。

○**遠端指／趾骨** DISTAL PHALANGES
○**中間指／趾骨** MIDDLE PHALANGES
○**近端指／趾骨** PROXIMAL PHALANGES
○**掌骨** METACARPALS
○**腕骨** CARPAL BONES

○**蹠骨** METATARSALS
○**楔骨** CUNEIFORMS
○**骰骨** CUBOID
○**足部舟骨** NAVICULAR
○**距骨** TALUS
○**跟骨** CALCANEUS

手部（前側視角）

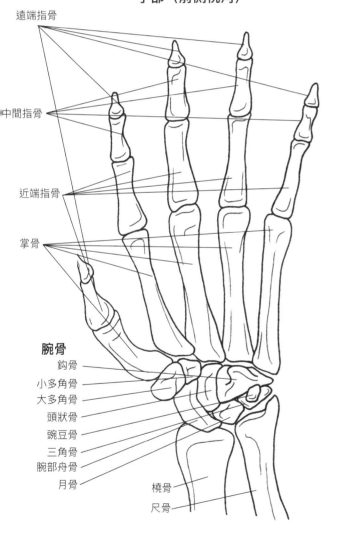

遠端指骨
中間指骨
近端指骨
掌骨

腕骨
鉤骨
小多角骨
大多角骨
頭狀骨
豌豆骨
三角骨
腕部舟骨
月骨
橈骨
尺骨

足部（背側視角）

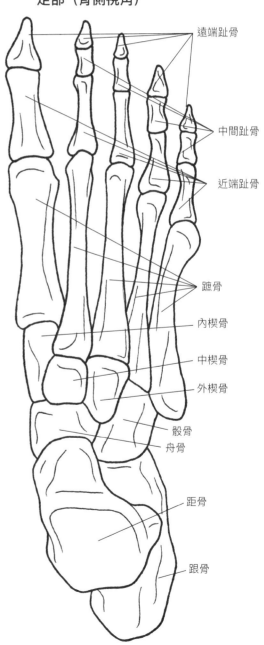

遠端趾骨
中間趾骨
近端趾骨
蹠骨
內楔骨
中楔骨
外楔骨
骰骨
舟骨
距骨
跟骨

手部與足部

我們的身體裡，有一半以上的骨頭都集中在手和腳上！當我們用單腳
平衡，或用手倒立時，就可以感覺到這些骨骼在不斷調整，好讓我們
能保持穩定。

半月式
Half Moon

Ardha Chandrasana *ARD-ah chan-DRAH-sah-nah*

在半月式中,你會感覺所有骨頭奮力地往四面八方延伸。
如果在動作過程裡沒有這種感覺,可以思考一下動作位置
與能量分配是否正確。

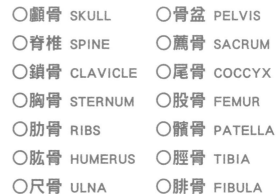

○ **顱骨** SKULL   ○ **骨盆** PELVIS
○ **脊椎** SPINE   ○ **薦骨** SACRUM
○ **鎖骨** CLAVICLE   ○ **尾骨** COCCYX
○ **胸骨** STERNUM   ○ **股骨** FEMUR
○ **肋骨** RIBS   ○ **髕骨** PATELLA
○ **肱骨** HUMERUS   ○ **脛骨** TIBIA
○ **尺骨** ULNA   ○ **腓骨** FIBULA
○ **橈骨** RADIUS

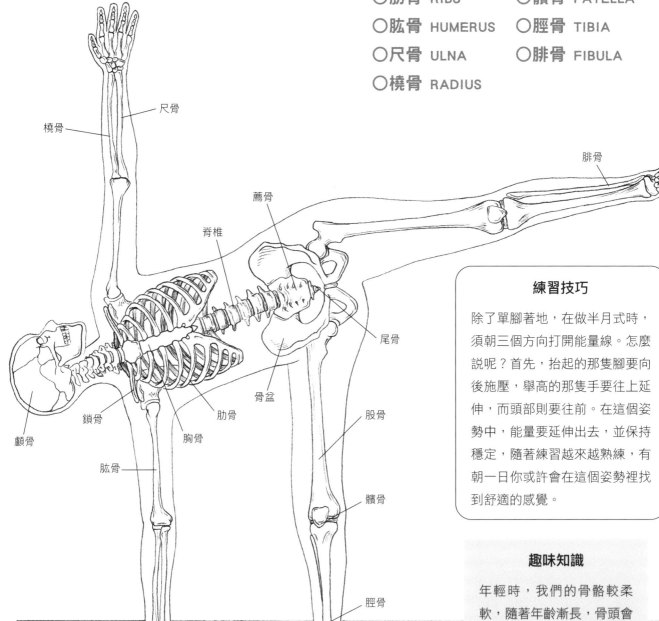

練習技巧

除了單腳著地,在做半月式時,
須朝三個方向打開能量線。怎麼
說呢?首先,抬起的那隻腳要向
後施壓,舉高的那隻手要往上延
伸,而頭部則要往前。在這個姿
勢中,能量要延伸出去,並保持
穩定,隨著練習越來越熟練,有
朝一日你或許會在這個姿勢裡找
到舒適的感覺。

趣味知識

年輕時,我們的骨骼較柔
軟,隨著年齡漸長,骨頭會
越來越硬,有些還會黏在一
起。事實上,嬰兒體內共有
二七〇多塊骨頭,而成人平
均卻只有二〇六塊。

關節類型

我們最關心的關節通常是滑液關節（synovial joints，又稱動關節），例如髖部、肩膀、膝蓋和手肘，這些都是滑液關節，也是大家最熟悉的關節。還有其他兩種關節，分別是纖維性關節（fibrous joints，又稱不動關節）以及軟骨關節（cartilaginous joints，又稱微動關節），它們所能提供的運動比滑液關節少了許多，以下將會簡單介紹。

滑液關節（動關節）

滑液關節是最易活動的關節，雖說又分為好幾種不同的類型，但彼此之間仍有個共通點──所有的滑液關節都被關節囊（joint capsule）包圍，這也是製造關節液的地方。

你可以把關節液想像成關節專用的機械保養油，能使關節保持潤滑並得以平穩移動，如果想讓身體製造出關節液，唯一的辦法就是要多運動。久坐不動的人之所以會「僵硬」，就是因為沒有關節液不足。

除了製造新的關節液，運動還能清除「用過」的舊液體，所以一定要多多活動你的關節，就像上為它們換油一樣！

▌杵臼關節

杵臼關節（ball-and-socket joint）是最靈活的關節，髖關節和肩關節都屬於這一類型。杵臼關節的形狀如同其名，就是一根長骨緊貼著另一個骨頭的凹陷處。這類關節可以在所有活動面上移動，像是在矢狀面上屈曲或伸展、在額狀面上外展與內收，以及在橫狀面上向外側或內側旋轉。有時這些動作甚至會同時發生。

▌樞紐關節

樞紐關節（hinge joint）只能在矢狀面上彎曲或伸展，最常見的部位包括手肘、膝蓋和指骨。

▌滑動關節

滑動關節（gliding joint）位在扁平或微彎的骨頭之間，能讓身體部位透過「滑行」運動展現大範圍的關節活動度（range of motion）。比如髕骨，也就是膝蓋骨，它的活動就是由滑動關節帶動的，並可沿著股骨的凹槽滑動，使膝蓋得以彎曲和伸展。

▌車軸關節

車軸關節（pivot joint）很有趣，是由一根骨頭圍繞著另一根骨頭旋轉或扭轉而組成，像是橈尺關節就是個例子。誠如其名，你就可以推斷橈尺關節就是位在橈骨和尺骨相接之處，而橈骨環繞著尺骨，這個關節可以讓前臂做到內旋與外旋動作。此外，尺骨並沒有附著在手部的骨頭上，所以你轉動前臂的同時，手部可以保持固定不動。

▌鞍狀關節

最常見的鞍狀關節（saddle joint）在拇指處，也就是腕掌關節，由於這個關節長得很像一個人正在騎馬的樣子，因而得名。

不動關節

不動關節是以纖維性結締組織來連接的骨頭，運動範圍較小，像是顱骨和齒槽，就屬於不動關節。

微動關節

微動關節由透明軟骨組成，比纖維性結締組織的不動關節更有活動力一些，但動作仍然有限。肋骨與胸骨間的連接處、恥骨聯合，以及椎間盤都屬於微動關節。

關節還有許許多多的「子類別」，以上這些分類其實還可以再分得更細，但目前這樣應該就足夠了。瞭解以上這些關節後，你就差不多掌握全身大部份的關節囉！

側三角伸展式
Extended Side Angle

Uttitha Parsvakonasana
oo-TEE-tah parsh-vah-coh-NAH-sah-nah

在側三角伸展式的動作中，脊椎是不能彎曲的，且在伸展
身體側邊時要為椎間盤留下空間，脊椎骨得保持穩定。而
朝下的那一側肩膀，盂肱關節（glenohumeral joint）用來
穩定下方的手臂與承載身體的重量，朝上的肩膀關節則是
負責讓手臂維持抬高狀態。不僅如此，前腿的膝關節要保
持彎曲，膝蓋要穩定，而後腿的膝關節讓腿部維持伸展。

在這些組合成關節的骨頭末端處塗上相同的顏色，可以幫
助你更加瞭解關節是如何形成的！

○**不動關節** SYNARTHROSIS JOINT
○**微動關節** AMPHIARTHROSIS JOINT
○**杵臼關節** BALL-AND-SOCKET JOINT
○**樞紐關節** HINGE JOINT
○**滑動關節** GLIDING JOINT
○**車軸關節** PIVOT JOINT
○**鞍狀關節** SADDLE JOINT

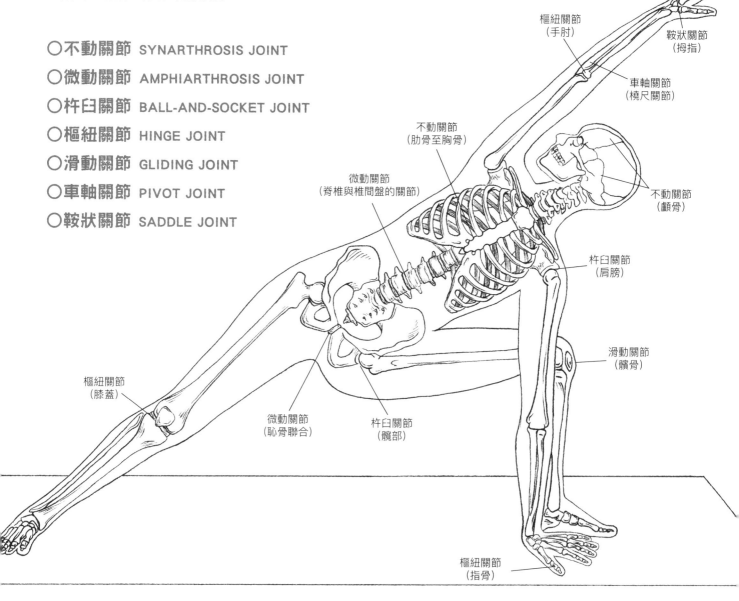

樞紐關節
（手肘）

鞍狀關節
（拇指）

車軸關節
（橈尺關節）

不動關節
（肋骨至胸骨）

微動關節
（脊椎與椎間盤的關節）

不動關節
（顱骨）

杵臼關節
（肩膀）

滑動關節
（髕骨）

樞紐關節
（膝蓋）

微動關節
（恥骨聯合）

杵臼關節
（髖部）

樞紐關節
（指骨）

結締組織類型

如前所述，結締組織（connective tissue）是一個總稱。無論是中文的「結締」，還是英文的「connective」，它的名稱就已說明了它的功能——連接，包含肌腱、韌帶等。

韌帶

韌帶（ligaments）負責連接骨骼，這點務必要清楚，也要記得。它所含有的血液比骨頭多，但比肌腱或肌肉少，且與肌腱或肌肉相比幾乎沒有柔軟度，主要負責穩定和保持身體部位的深層連結。

我們常聽到的腳踝扭傷，就是指腳踝韌帶過度拉伸。一旦韌帶扭傷，通常就會有點鬆弛，這會降低關節的穩定性，讓關節很容易受傷，並可能形成惡性循環。

肌腱

肌腱（tendons）負責連接肌肉和骨頭，能大幅收縮與伸展，但還是不可以過度拉伸。它所含有的血管比韌帶多，而神經則較少。

另外，由於肌腱的血管比韌帶多很多，如果受了傷，往往也會癒合得比較快。肌腱過度拉伸其實就是拉傷（strain），而如果會疼痛、腫脹，且表面摸起來較熱，就是所謂的肌腱炎（tendonitis）。補充說明一下，未來只要看到任何詞後面接著「炎」（-itis）字，都表示前面所指的部位正處於發炎紅腫狀態。

要記得，運動時我們要拉伸的是肌肉，而不是肌腱，更不是韌帶。如果你開始感覺關節也受到拉伸，就表示你伸展過頭了。等一下開始為肌肉著色時，當畫到肌腱與骨頭的連接處，你可以塗上淺色來加以強調它們。

滑液囊

滑液囊（bursae）是指含有關節液的小囊袋，它能減少關節骨頭間的摩擦，並提供緩衝與靈活度，讓身體動作更加平穩，有點像是關節裡的小枕頭。滑囊炎（bursitis）是一種常見的症狀，指的就是關節液的囊袋發炎。

椎間盤

椎間盤（vertebral discs）是十分獨特的結構，基本功能是為相鄰的椎骨之間提供緩衝。此外，椎間盤也有韌帶的功能，能將脊椎骨連接起來，並形同軟骨關節，讓脊椎得以活動。整條脊椎共有二十三個椎間盤，它們與脊椎骨形成的關節型態，在身體的其他部位也可以找到。

半月板

半月板（meniscus）就是一種外觀呈半月形的盤狀軟骨，在兩塊關節骨的接觸面上作緩衝，並將部分關節處分隔開來，最為人所知的半月板位在膝蓋。

與椎間盤不同，半月板無法完全分開兩塊關節骨頭，只能局部分隔。每側膝蓋各有兩塊半月板，一個在外側，一個在內側，它們能提供保護，防止骨頭相互摩擦，並像它們的親戚——椎間盤一樣，能大幅提供減震緩衝。

盂唇

盂唇（labrum）是杵臼關節中一層堅固的軟骨，用於加深臼窩，並提供關節球更多表面積，好讓杵-臼兩者連接得更好。盂唇也能為其他結締組織提供附著點。

> **趣味知識**
>
> 值得注意的是，**骨骼和軟骨也被認為是骨骼系統的結締組織**。這可能有點違反直覺，但可以將結締組織看成是一個涵蓋範圍極廣的術語，並不是只包含「軟」的組織。

骨頭和軟骨都沒有太多血管，但含有大量的神經，高度受神經支配，因此，假如你摔斷腿，就會非常痛，但不會流很多血。由於缺少能癒合傷口的血液，斷骨因而需要很長的時間才能痊癒。軟骨損傷也是一樣，會非常痛，但不會真的流血，也需要長時間的休養才能痊癒。

筋膜

最後不可不提的部位，就是筋膜（fascia）。長期以來，解剖領域的研究學者經常忽略筋膜，但它是介於器官和肌肉等組織之間很重要的物質。近期，人們開始意識到筋膜對身體組合和活動的重要性。

筋膜十分獨特：它綿延不絕，沒有真正的起訖之處。除此之外，它也是「最純粹的結締組織」，負責形狀的塑造與提供支撐，而有一些筋膜甚至還可以促進結構之間的運動。

不過，筋膜的結構其實很有爭議，大家對它的定義也有不同的看法。有人認為，筋膜包含了肌腱、關節囊和韌帶，將所有將肌肉連接到骨頭，但也有人認為沒有這麼廣泛。舉例來說，有的學者會將髂脛束（iliotibial band）定義為筋膜，也有人將其定義為韌帶，甚至還有人認為筋膜和韌帶是一樣的束西。

筋膜主要由膠原蛋白組成，通常分為三類：

● **淺筋膜**（subcutaneous fascia），就位在皮膚下方；

● **深筋膜**（deep fascia），或稱肌肉筋膜，包含了穿透並包圍身體肌肉、骨骼、神經和血管的纖維性結締組織；

● **內臟筋膜**（visceral fascia）則懸掛、支撐身體的器官，並將它們包裹在結締組織的薄膜中。

用橘子來舉例，你就會更容易瞭解筋膜的結構。橘皮底下有包覆著橘子各個部份的纖維組織，就連裡頭的每瓣橘肉也都有被包覆，越往裡面走，你會發現這些組織越來越小、越來越細。這種結構就像是筋膜在皮膚下的模樣，它幾乎遍佈在皮膚底下的世界裡。

在拉伸肌肉時，也是拉伸筋膜，而筋膜有時又被稱為肌筋膜單位（myofascial unit）。肌肉和筋膜幾乎不可能分開，當肌肉纖維受傷時，纖維和圍繞在它們四周的筋膜就會緊縮起來，疤痕組織和筋膜內的沾黏物（adhesions）則通常會更加緊繃和混亂，不均勻的壓力會透過筋膜傳遞到身體的其他部位，在你沒注意到的區域引起疼痛和各種症狀。就好像你去捏起蜘蛛網的邊緣，整個網子都會受到影響，因為每條蜘蛛絲都是相互連結的。

趣味知識

有些人認為，就算把身體上的骨頭全部移除，筋膜也能讓身體保持直立姿勢。但我們可能永遠不會知道真正的答案。

鷹式
Eagle

Garudasana *gah-roo-DAH-sah-nah*

練習鷹式時，我們可以感覺到那些橫越背部、延伸於手臂和腿部的筋膜。就如同鷹式的動作一樣，筋膜將身體包裹在美麗的結締組織中，將一切連結在一起。

嘗試使用不同的顏色

不同的顏色，可用來突顯筋膜在身體上交織的方向。在每個箭頭所指的範圍中使用不同的顏色，能幫助你記住筋膜的動向。此外，下方每個筋膜類別文字，也可以畫上不同的顏色，同樣有助於學習和記憶。

○淺筋膜 SUBCUTANEOUS FASCIA
○深筋膜（肌肉筋膜） DEEP (MUSCLE) FASCIA
○內臟筋膜 VISCERAL FASCIA

※ 深筋膜和內臟筋膜未呈現於右圖中

練習技巧

這個動作看起來好像很難，但其實，只要站立的那條腿越彎曲，就越能夠纏緊雙腿。你可以嘗試坐在椅子練習，這樣一來就不必刻意保持平衡，也會發現這個動作比你想像的更容易！

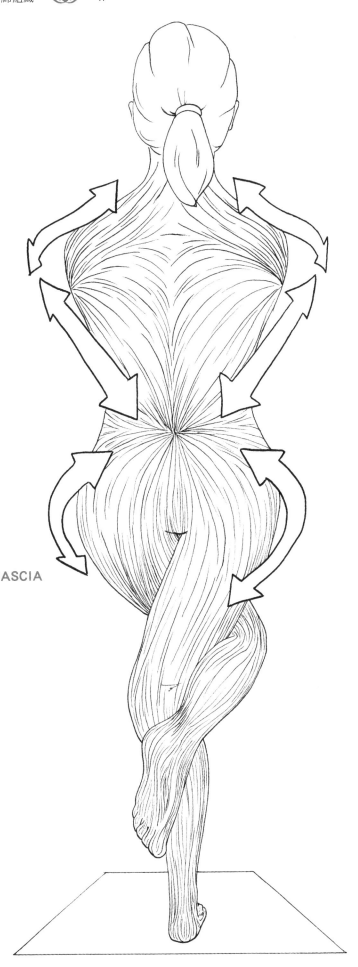

肩關節

我們通常以為，所謂的肩關節，僅指手臂與身體軀幹相連接的杵臼關節。然而，杵臼關節只是組成肩膀的三或四個關節之一，還有其他關節也屬於肩關節。

盂肱關節

盂肱關節（glenohumeral joint）是我們最熟悉的杵臼關節，位於肩臼（glenoid fossa）與肱骨交界處。

要特別注意，其實肩臼幾乎是平面的，而盂唇增加了盂肱關節的表面積，使關節更加穩定。正是因為肩臼深度較淺，連接也相對鬆散，手臂才會具有這麼優秀的靈活度；當然，它必須背負著不太穩定的代價，也更容易受傷。

肩鎖關節

肩鎖關節（acromioclavicular joint）是鎖骨遠端與肩胛骨峰突（acromion process，簡稱肩峰突）的交會處。而肩胛骨峰突則是肩胛骨的最高點和最外側。

胸鎖關節

胸鎖關節（sternoclavicular joint）連接鎖骨近端與胸骨柄最頂端，是肩部與中軸骨骼的唯一連接處。

肩胛胸廓關節

有些解剖學家會將肩胛胸廓關節（scapulothoracic joint）視為肩部的「第四個關節」，是肩胛骨沿著後肋骨滑動的地方。由於中間帶有肌肉層（主要指肩胛下肌），因此許多人認為這不符合關節的定義。

除了上述構造，還有許多肌肉、肌腱和韌帶能幫助肩膀固定在一起。在本書的第三部份中，我們將更深入地探討這些結構。

○**胸骨柄** MANUBRIUM OF STERNUM

○**鎖骨** CLAVICLE

○**鎖骨遠端** DISTAL HEAD OF CLAVICLE

○**鎖骨近端** PROXIMAL HEAD OF CLAVICLE

○**肩峰突** ACROMION PROCESS

○**肩胛骨** SCAPULA

○**肱骨** HUMERUS

○**肩臼** GLENOID FOSSA

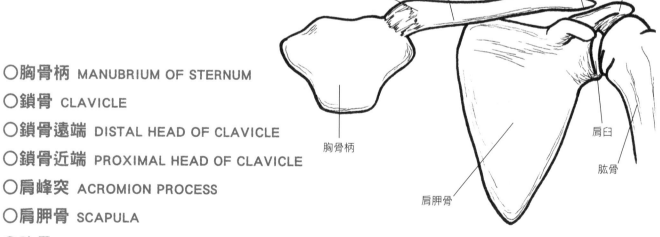

手杖式
Staff Posture

Dandasana *dan-DAH-sah-nah*

無論你認為自己的肩關節是否牢固，手杖式都能
展現肩關節穩定的一面。當你讓肩膀保持在髖部
正上方，並用雙手撐住地面，便可以感覺到這些
骨頭正相互連接，也能幫助你維持姿勢穩定。

⚪ **盂肱關節** GLENOHUMERAL JOINT
⚪ **肩鎖關節** ACROMIOCLAVICULAR JOINT
⚪ **胸鎖關節** STERNOCLAVICULAR JOINT

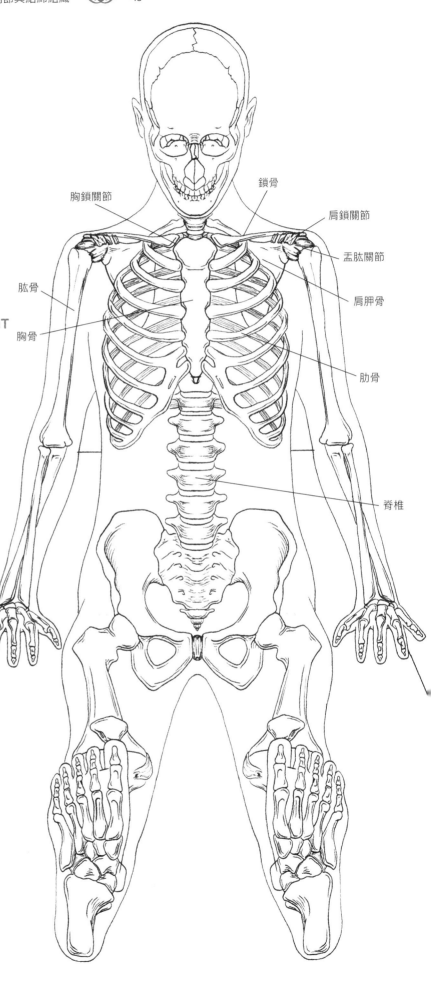

胸鎖關節

鎖骨

肩鎖關節

盂肱關節

肱骨

肩胛骨

胸骨

肋骨

脊椎

骨盆關節

和肩膀一樣，骨盆也不只有一個關節。大多數人會交替使用骨盆和髖部這兩個詞，但本書希望更加具體，所以使用這個名詞。以下是我們的骨盆關節介紹。

薦髂關節

薦髂關節（sacroiliac joint）通常會被簡稱為「SI關節」，它連接了髂骨與薦骨，將骨盆與脊椎做連接。

髖關節

所謂髖關節（acetabulofemoral joint），指的是骨盆的杵臼關節。髖關節將股骨近端連接到髖臼（acetabulum）處，也就是髖部的凹陷的地方。

值得一提的是，髖臼窩是髂骨、恥骨和坐骨的連接處，這三對骨頭組成了骨盆。這個關節無論是在靜止、運動或是保持平衡的時候，都能用來支撐身體。此外，髖部連接上身和下身，並將下肢連接到中軸骨骼處。

恥骨聯合

恥骨聯合（pubic symphysis joints）將兩塊恥骨連接在一起。不同於髖臼和薦髂關節這個滑液關節，恥骨聯合屬於微動關節，也就是說，它無法提供大量的活動。

除此之外，還有許多肌肉和韌帶能幫助維持骨盆的結構。從右圖側平板式的圖片可以看到，這些主要韌帶在我們移動骨骼時如何層層圍繞骨盆，進而穩定骨骼。

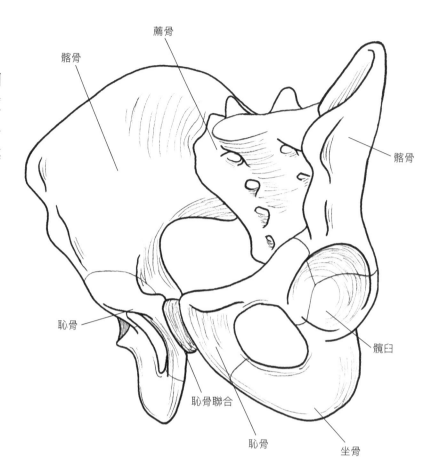

薦骨
髂骨
髂骨
恥骨
髖臼
恥骨聯合
恥骨
坐骨

○ **髖臼** ACETABULUM
○ **恥骨** PUBIS
○ **坐骨** ISCHIUM
○ **髂骨** ILIUM
○ **薦骨** SACRUM
○ **恥骨聯合** PUBIC SYMPHYSIS

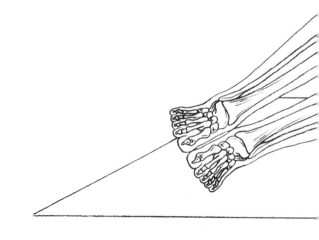

側平板式
Side Plank

Vasisthasana *vah-shis-TAH-sah-nah*

在側平板式的動作中，骨盆要保持平穩並抬起。

對大多數人來說，穩定髖部且不讓它下墜，是一項很困難的挑戰。確實，你需要花很多時間練習，才能保持骨盆穩定，一但熟悉這個動作，你會漸漸愛上這個姿勢，並感覺自己的身體很強壯。

○ **髖關節** ACETABULOFEMORAL JOINT
○ **薦髂關節** SACROILIAC (SI) JOINT
○ **恥骨聯合** PUBIC SYMPHYSIS

趣味知識

下背處有一塊凹陷的地方，那就是薦髂關節的最頂端。

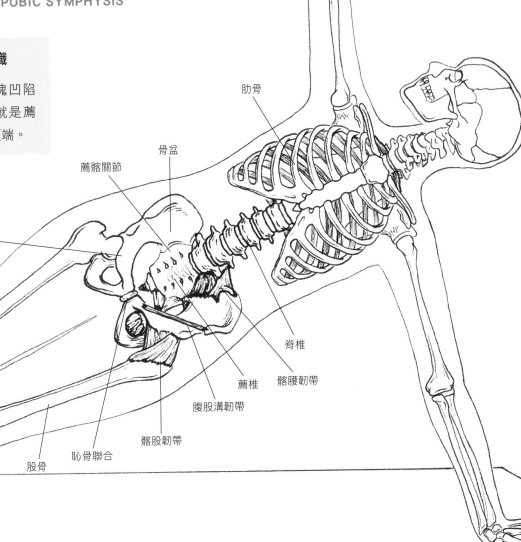

肋骨

骨盆

薦髂關節

髖關節

脊椎

薦椎

髂腰韌帶

腹股溝韌帶

髂股韌帶

股骨

恥骨聯合

膝關節

膝蓋大致上屬於樞紐關節，只能做極小幅度的旋轉。整條腿部共有四塊骨頭，膝蓋便包含了其中三塊的連結處，分別是股骨、髕骨與脛骨。膝蓋的結構十分複雜，以下要介紹的是這個部位的幾個連接點。

髕股關節

髕股關節（patellofemoral joint）是髕骨與股骨遠端前側凹槽的相接處。

脛股關節

脛股關節（tibiofemoral joint）是由股骨和脛骨近端所組成。與肩膀及骨盆不同之處在於，我們會看到膝蓋上有一些較大的韌帶，包含：前十字韌帶（anterior cruciate ligament, ACL）、後十字韌帶（posterior cruciate ligament, PCL）、內側側韌帶（medial collateral ligament, MCL）以及外側側韌帶（lateral collateral ligament, LCL）。

這些韌帶能大幅穩定膝蓋結構，但只要發生任何損傷，都會非常痛，且需要很長一段時間才能痊癒；如果是韌帶撕裂，那情況就更糟糕了。除此之外，別忘了前面所提到的半月板，它對膝關節的健康也相當重要。

總之一定要記得，在練習瑜伽時所做的任何動作，都不應該導致膝蓋或其他部位受傷，因此務必要小心。在接下來的章節中，我們將進一步探討膝蓋的肌肉和肌腱。

○ **前十字韌帶** ANTERIOR CRUCIATE LIGAMENT (ACL)
○ **後十字韌帶** POSTERIOR CRUCIATE LIGAMENT (PCL)
○ **內側側韌帶** MEDIAL COLLATERAL LIGAMENT (MCL)
○ **外側側韌帶** LATERAL COLLATERAL LIGAMENT (LCL)
○ **內半月板** MEDIAL MENISCUS
○ **外半月板** LATERAL MENISCUS

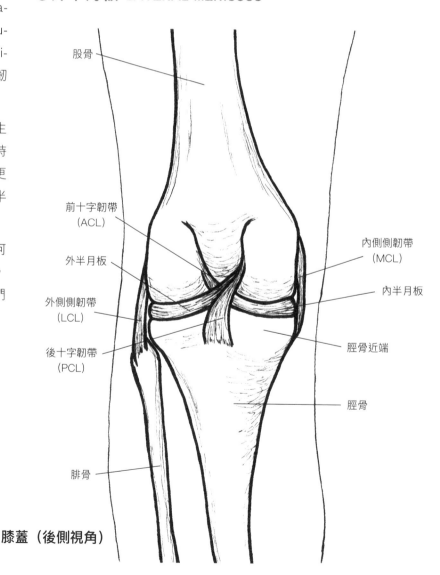

股骨

前十字韌帶
（ACL）

外半月板

外側側韌帶
（LCL）

後十字韌帶
（PCL）

內側側韌帶
（MCL）

內半月板

脛骨近端

脛骨

腓骨

膝蓋（後側視角）

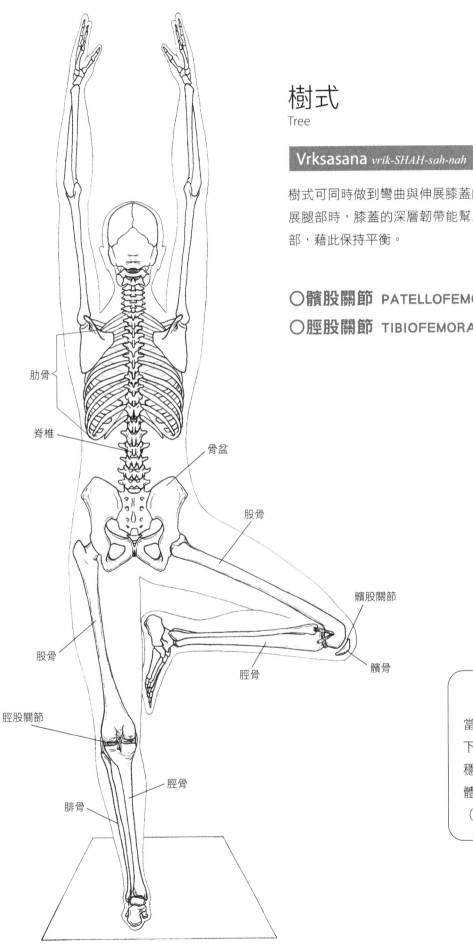

樹式
Tree

Vrksasana *vrik-SHAH-sah-nah*

樹式可同時做到彎曲與伸展膝蓋的動作。在伸展腿部時，膝蓋的深層韌帶能幫助我們穩定腿部，藉此保持平衡。

○ **髕股關節** PATELLOFEMORAL JOINT
○ **脛股關節** TIBIOFEMORAL JOINT

肋骨

脊椎

骨盆

股骨

髕股關節

股骨

脛骨

髕骨

脛股關節

脛骨

腓骨

練習技巧

當你在做樹式體位時，微微向下凝視，將有助於維持姿勢的穩定度，你也可以在練習其他體位時，嘗試這種凝視焦點（dristhi）的做法。

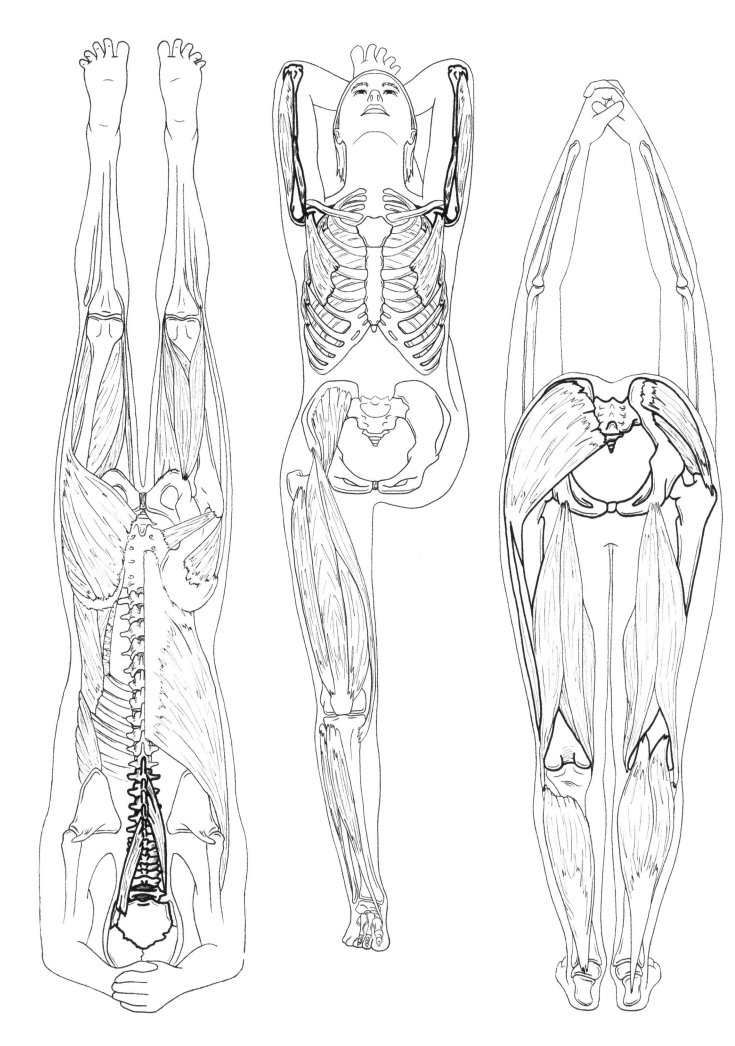

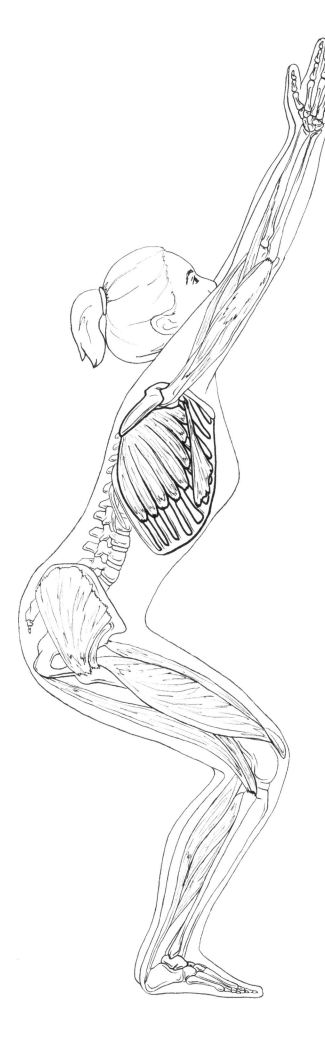

肌肉系統

我們練習瑜伽體位時，鍛鍊的就是肌肉系統。肌肉能夠對齊和調整骨骼，藉此移動身體，並保持身體強壯和穩定，這就是肌肉主要的工作。練習瑜伽體位時，我們試圖拉伸、施力和平衡的部份，也正是肌肉。由於成人的骨骼系統是固定的，也就是說，你不可能改變骨頭長度或重新「打造」它們，但肌肉系統是有可塑性的，總是會不斷發生變化，無論這些變化是好是壞。

實際瞭解這些肌肉的位置以及功能，將能增加你對身體的敏銳度；而隨著越來越認識肌肉，你也能增進頭腦與身體的連結，讓你在練習瑜伽體位時能有所進步，或提升你身為瑜伽老師的技巧。

接下來我們要討論的肌肉是骨骼肌（skeletal muscle），身體的其他肌肉還包含平滑肌（smooth muscle）與心肌（cardiac muscle），但我們目前只要先認識可控的肌肉就好。人體大約有六百塊骨骼肌，在開始分析肌肉之前，我們首先要更全面地瞭解肌肉是如何運作的。

肌肉系統的功能

骨骼肌可以幫助身體完成許多重要的動作。

肌肉主要是透過牽動骨骼來讓身體活動，當你靜止不動時，它們則能保持住你原本的姿勢。此外，肌肉也會產生熱能，平時我們說的「熱身」，就如同字面上的意思，意思就是透過活動肌肉讓血液流向特定區域，進而產生熱量。

最後，肌肉還有一個十分重要的功能，就是保護身體底層結構。雖然胸腔能保護其中的心臟和肺部，不過，腹腔裡的其他器官，都仰賴肌肉和其他形式的結締組織來保護。

骨骼肌組織的特性

骨骼肌組織有幾個顯著的特徵，讓它們與心肌等其他類型的肌肉有所區別。

收縮性

肌肉會因刺激而收縮，縮短時，長度約可等於鬆弛時的三分之二。

伸展性

肌肉可以伸展，這是我們早就知道的事。但你是否也知道，肌肉伸展的最大幅度，可以到達放鬆時的一點五倍長？如果肌肉長時間不收縮或不使用，就會逐漸萎縮並失去收縮能力。人體各組織的存在都是為了發揮最好的功能，如果不善加使用，我們就會逐漸失去它。

興奮性

這裡的興奮性，是指肌肉接受和回應刺激的能力，它會對內部或外部環境變化作出反應。這些變化必須足夠強烈，才能引起回應，稱之為「閾值刺激」（threshold stimulus），也就是引起肌肉反應的最低限度刺激。

彈性

憑藉這項特性，肌肉可以恢復到原來的形狀和長度。

肌肉所扮演的各種角色

肌肉與骨骼共同合作，根據身體動作扮演著不同的角色。

作用肌

作用肌（agonist）是運動過程中最強狀的肌肉，有時可以是啟動動作的原動肌（prime mover），但不一定每一條都如此。

拮抗肌

拮抗肌（antagonist），顧名思義就是要發揮「抗衡」的功能，它與作用肌的動作相對——當作用肌收縮時，拮抗肌就會伸展；換句話說，只要一組肌肉收縮，就會觸發另一組肌肉拉伸得更多。例如，當我們在拉伸大腿後肌時，股四頭肌就會跟著收縮。

協同肌

協同肌（synergist）是具備輔助作用的肌肉。

固定肌

固定肌（fixator）的職責是穩定關節，防止非必要的活動，並提高運動的精準度。

坐姿前彎式
Seated Forward Bend

Paschimottanasana
POS-chee-moh-tahn-AH-sah-nah

這是最基本的瑜伽姿勢之一，所有人都可以練習，且眾所皆知，這是伸展腿部後側的好方法，坐姿下就能完成。

在這個姿勢中，你可以感覺到肌肉扮演著各種不同的角色。過程中，髖屈曲肌群（hip flexors）是作用肌與協同肌，並以腰肌（psoas）為原動肌，將髖關節往前拉至前傾狀態，進而完成瑜伽的前彎動作。此外，大腿後肌（hamstrings）扮演著作用肌的角色，它的拉伸使得髖部向前傾斜。至於股四頭肌則是固定肌，用以防止膝蓋彎曲。

當然，還有很多肌肉活動也參與在這個動作之中，我們在這裡只是先做個簡單的速寫。

○腰肌（原動肌／作用肌） PSOAS (PRIME MOVER/ AGONIST)

○股外側肌（固定肌） VASTUS LATERALIS (FIXATOR)

○股直肌（作用肌） RECTUS FEMORIS (AGONIST)

○股二頭肌（拮抗肌） BICEPS FEMORIS (ANTAGONIST)

○半腱肌（拮抗肌） SEMITENDINOSUS (ANTAGONIST)

○半膜肌（拮抗肌） SEMIMEMBRANOSUS (ANTAGONIST)

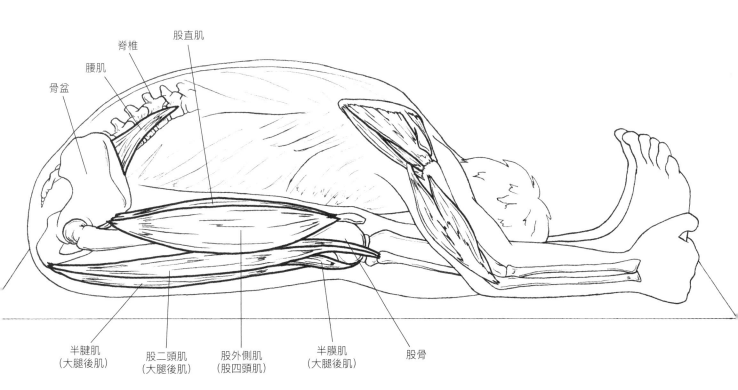

肌肉收縮型態

講到「收縮」（contraction）這個詞，通常也意味著體積變小；但當肌肉發生收縮時，卻不一定會有這種變化。這邊，就來說說肌肉收縮的三種基本類型：

向心收縮

當肌肉纖維變短，收縮力量大於外部阻力且肌肉終點（insertion site）往起點（origin site）靠近，就是在做向心收縮（concentric contraction）。

※肌肉起點指的是「肌肉透過肌腱附著於較大的骨頭之處」，而終點則相反，是指「肌肉透過肌腱附著於較小的骨頭之處」。

離心收縮

當肌肉纖維變長，關節呈反重力運動，外部阻力大於收縮力量且肌肉終點遠離起點，就是在做離心收縮（eccentric contraction），但此時肌肉仍能抵抗重力。

等長收縮

張力增加，但肌肉纖維並未變短或變長，沒有任何運動發生且收縮力量與外部阻力相等，就是在做等長收縮（isometric contraction）。

從棒式到鱷魚式：四肢支撐式
Four-Limbed Staff Posture

Chaturanga Dandasana
chah-toor-ANG-ah dan-DAH-sah-nah

想像一下，將自己的身體保持在棒式（右圖上）中，並慢慢將身體降低，來到鱷魚式（右圖下），然後再上升回到棒式……算了，還是別用想的吧，直接做比較快！

過程中，你會先感覺到肱三頭肌（上臂後側的肌肉）向心收縮以到達棒式的位置，接著再離心收縮下降到鱷魚式。大多數的時候，身體其實都在做等長收縮，如此才能保持靜止不動。另外，你可能會發現，當肌肉在進行離心收縮時，會比向心收縮來得更用力。

著色技巧

為鱷魚式中三種肌肉收縮型態的名稱著色，可以幫助你理解和記住這些詞彙的意涵。不僅如此，為了讓你從一開始就好好學習這些常用術語，圖中的肱三頭肌和其他主要肌肉也都要塗上顏色。

練習技巧

在練習鱷魚式時，請注意雙手的位置：手肘要始終緊貼身體兩側。當身體從棒式往下放時，肩膀必須向前移動，手肘盡可能接近九十度，手掌則在肩膀後下方的位置，而非在肩膀正下方。在上半身施展更大的力量之前，可以試著讓手肘的角度大一些，以維持姿勢的平衡。

○**向心收縮** CONCENTRIC CONTRACTION
○**等長收縮** ISOMETRIC CONTRACTION

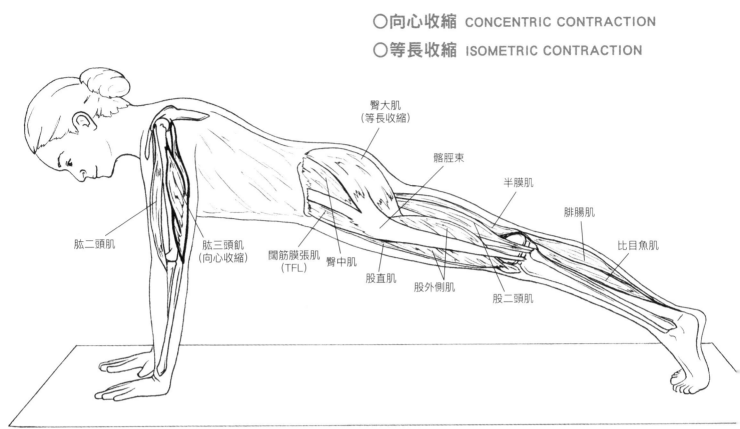

臀大肌
(等長收縮)

髂脛束

半膜肌

腓腸肌

比目魚肌

肱二頭肌

肱三頭肌
(向心收縮)

闊筋膜張肌
(TFL)

臀中肌

股直肌

股外側肌

股二頭肌

○**離心收縮** ECCENTRIC CONTRACTION
○**向心收縮** CONCENTRIC CONTRACTION
○**等長收縮** ISOMETRIC CONTRACTION

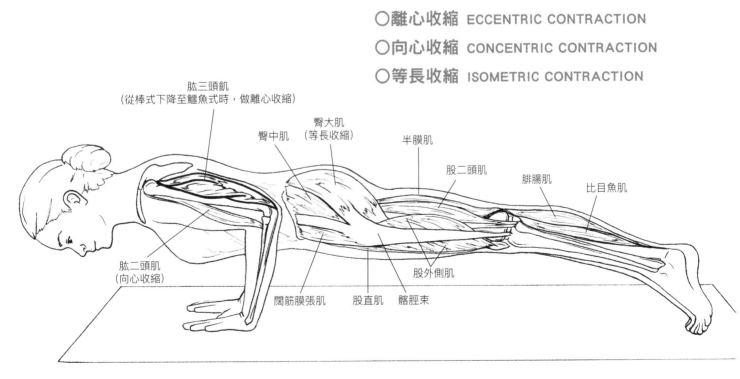

肱三頭肌
(從棒式下降至鱷魚式時,做離心收縮)

臀中肌

臀大肌
(等長收縮)

半膜肌

股二頭肌

腓腸肌

比目魚肌

肱二頭肌
(向心收縮)

闊筋膜張肌

股直肌

髂脛束

股外側肌

更多肌肉知識

簡單的肌肉常識，像是肌肉在體內如何排列、它們運動時又會發生什麼變化等，能成為我們在練習瑜伽體位的依據，也讓可以更清楚自己正在做什麼，又為什麼要這麼做。

肌肉具有對稱性

肌肉通常成對排列，雖說偶有例外，但大多時候確實如此。例如，股四頭肌（大腿前側的四塊肌肉）和大腿後肌（大腿後側的三塊肌肉），它們就是相對應的一組。若要拉伸大腿後肌，股四頭肌就必須收縮，反之亦然，這就是作用肌和拮抗肌的角色。許多其他肌肉也都是這樣運作的，它們相輔相成，也保護彼此。

認識肌肉的起點與終點

當肌肉收縮並縮短時，會使兩塊骨頭靠得更近，因此，**肌肉一定會穿過至少一個關節**。畢竟，如果肌肉運動的起點和終點都在同一根骨頭上，那還有什麼意義呢？

肌肉起始的端點多半附著在較重的骨頭上（即起點），且會在較輕的骨頭上結束（即終點）。一旦明白這個原則，你就會知道，只要將兩個端點拉離彼此，就能拉伸肌肉，而將兩個端點拉得更近，就能收縮並增強肌肉。

認識肌肉的起點和終點，可以幫助你慢慢弄清楚整個身體是如何活動的，進而將瑜伽體位調整得更正確。

骨頭移動的原則

肌肉收縮會對兩塊骨頭造成相等的拉力，因此，較輕的骨頭總是會被拉向較重的骨頭，也就是說，在所有條件都相同的情況下，終點總是會往起點靠近。除非你刻意嘗試不將較輕的骨頭拉離，否則只要肌肉收縮和縮短時，肌肉終點一定會移向起點。

例如，當二頭肌收縮時，由於下臂較輕，下臂理論上會往上臂的方向移動。

不過要記得，**肌肉的動作不是推，而是拉**，無一例外。我們無法把骨頭推開，只能拉動它，身體就是這樣運作的。

○ **股二頭肌** BICEPS FEMORIS
○ **髂脛束** ILIOTIBIAL (IT) BAND
○ **股外側肌** VASTUS LATERALIS
○ **腓長肌** PERONEAL LONGUS
○ **腓腸肌** GASTROCNEMIUS
○ **脛骨前肌** TIBIALIS ANTERIOR
○ **比目魚肌** SOLEUS

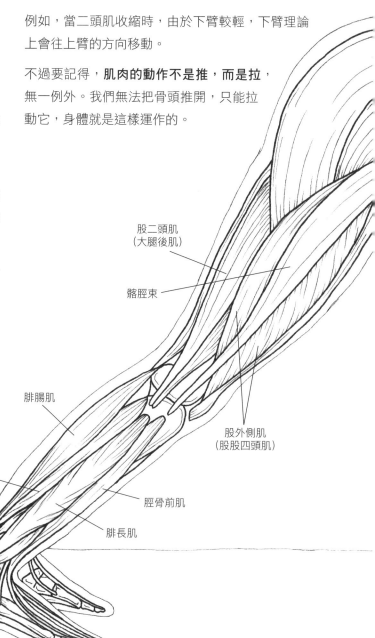

股二頭肌
（大腿後肌）

髂脛束

股外側肌
（股股四頭肌）

腓腸肌

比目魚肌

脛骨前肌

腓長肌

下犬式
Down Dog

Adho Mukha Svanasana
AH-doh MOO-kah shvah-NAH-sah-nah

人們熱愛下犬式的其中一個原因就是，這個動作幾乎能運動到所有面積較大的肌肉，而這些肌肉也是該姿勢主要關注的對象，除了後腿可以獲得適當的拉伸，肩部也得以張開並活動，因此，一定要多練習下犬式。

下圖中是下犬式主要會活動到的肌肉，你可以在這一頁稍作認識，接下來我們會再依據它們的名稱與外觀，做進一步的探討。

○ **肱二頭肌** BICEPS BRACHII
○ **肱肌** BRACHIALIS
○ **三角肌** DELTOID
○ **前鋸肌** SERRATUS ANTERIOR
○ **闊背肌** LATISSIMUS DORSI
○ **腹外斜肌** EXTERNAL OBLIQUE
○ **臀中肌** GLUTEUS MEDIUS
○ **臀大肌** GLUTEUS MAXIMUS
○ **胸大肌** PECTORALIS MAJOR
○ **肱三頭飢** TRICEPS BRACHII
○ **尺側屈腕肌** FLEXOR CARPI ULNARIS
○ **尺側伸腕肌** EXTENSOR CARPI ULNARIS

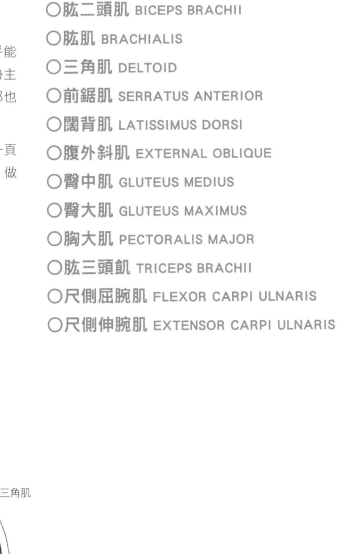

臀大肌
臀中肌
腹外斜肌
闊背肌
前鋸肌
三角肌
胸大肌
肱二頭肌
肱三頭飢
肱肌
尺側屈腕肌
尺側伸腕肌

頸部肌肉

人的頭部大約四至五公斤重，並在寰枕關節處與C1相連。複習一下，這兩個關節讓我們得以做出「點頭」的動作。頸部一共有七塊脊椎骨支撐我們又重又複雜的大腦，如果少了強壯的肌肉來輔助，就無法讓頭部保持穩定或移動，這個狀況有點像把一顆大鐵球擺在用棋子堆疊的高塔上，很難達到平衡。這裡有許多肌肉，現在，就讓我們來認識其中比較主要的幾個部份。

胸鎖乳突肌

聽到這個名詞，是不是覺得又長又冷僻？沒關係，大多數人都會將胸鎖乳突肌（sternocleidomastoid muscle）簡稱為「SCM」，這樣或許好記一點。

不過，我們還是可以瞭解一下它的「全名」所蘊含的意思，因為從這個名字本身，就能辨識出這塊肌肉附著在哪些骨頭上。「胸」是指胸骨（sterno），「鎖」則是鎖骨（cleido），「乳突」指的就是圓錐形的突出。

你會發現，其實這一點都不難，只要瞭解骨骼，就會知道這塊肌肉在哪裡。解剖學都是如此。

▌位置

SCM在胸骨頂部有兩個不同的起點，分別位於胸骨柄與鎖骨內側。兩個肌肉起點沿著頸部向上，最終連接在一起，形成共同的肌腱，終點位於耳朵後方的顳骨乳突。

▌功能

SCM有非常多的功能。從單側來看，它會側向屈曲，也能扭轉頭部與頸部。

請注意，側向屈曲這個術語如果描述的是脊椎，那就表示「側彎」；但以雙側來看，SCM可以屈曲頭部與頸部，並幫助我們呼吸。也請記得，屈曲表示前彎並縮小關節角度。

斜角肌

當你在深呼吸時，可以注意一下第一和第二肋骨上升的動作，這就是斜角肌（scalene）的職責所在。斜角肌由三塊肌肉組成，分別是前斜角肌、中斜角肌和後斜角肌。

▌位置

斜角肌是淺層肌肉，也就是說，它們很靠近皮膚。它們

的起點位在C2-C7骨骼的橫突處，其中，前斜角肌和中斜角肌的終點向前側插入第一根肋骨，而後斜角肌的終點則在第二根肋骨。

▌功能

所有的斜角肌，功能都與SCM非常相似——透過單側動作來側向屈曲並扭轉頭部和頸部；而在雙側活動時，前斜角肌可以屈曲頭部和頸部。

斜角肌在呼吸的過程扮演非常重要的角色，它讓我們吸氣時可以抬起前兩根肋骨，進而讓肺部充滿氣體

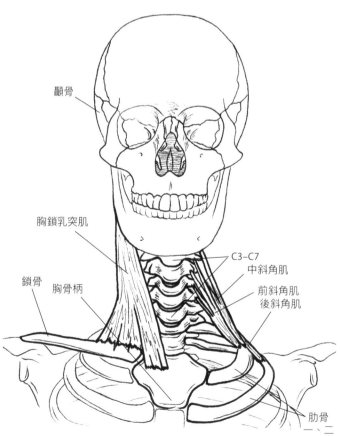

顳骨

胸鎖乳突肌

鎖骨　　胸骨柄

C3–C7
中斜角肌
前斜角肌
後斜角肌

肋骨

半魚王式
Seated Twist (Half Lord of the Fishes)

Ardha Matsyendrasana
ARD-ah MOTS-yen-DRAH-sah-nah

練習半魚王式時，會讓整條脊椎做完整的扭轉，此時可以注意頸部的肌肉活動，它們會幫助你將頭部轉向其中一側。SCM和斜角肌在這個動作中至關重要，因為它們單側扭轉頭部與頸部，而另一側的SCM和斜角肌則會獲得很好的拉伸。

此外，當你在這個姿勢中吸氣時，也可以注意這些肌肉的活動，它們能為上胸腔中的肺部騰出更多空間。

○ **胸鎖乳突肌（SCM）**
　STERNOCLEIDO-MASTOID (SCM)

○ **斜角肌** SCALENES

○ **胸骨柄** MANUBRIUM

○ **鎖骨** CLAVICLE

○ **顳骨** TEMPORAL BONE

○ **顳骨乳突** MASTOID PROCESS

○ **肋骨一、二** RIBS 1 AND 2

○ **頸椎第一至七節** C1 - C7

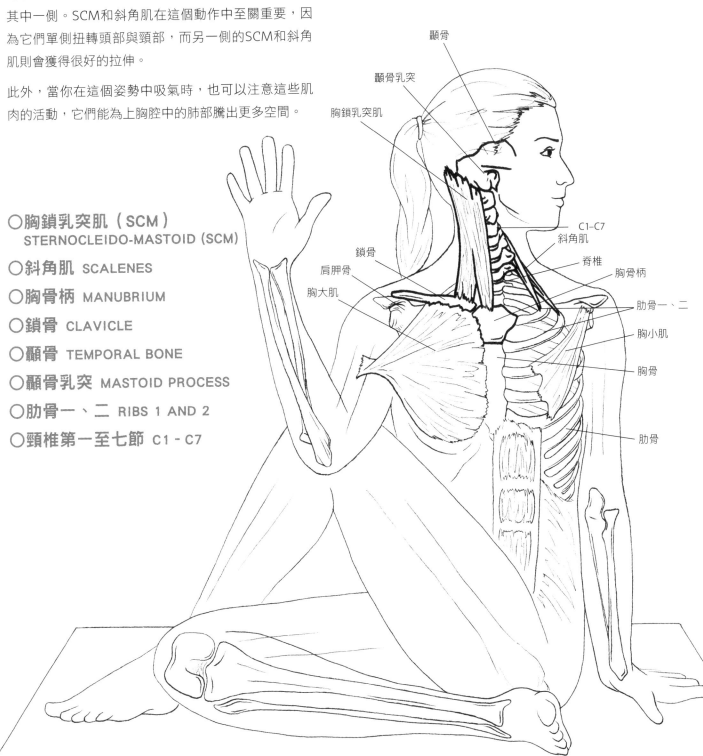

頭夾肌與頸夾肌

身體的頭夾肌（splenius capitis）和頸夾肌
（splenius cervicis）是深層肌肉，扮演著支撐頸部
的關鍵角色。它們為頸椎後側提供了必備的強
大支撐，讓我們得以維持頭部直立，尤其是把身
體重量放在頸椎的時候，比如倒立動作。

▊ 位置

這些肌肉都是成對的，並呈傾斜狀，從上背部開始，沿頸
部後側向上延伸到上頸部和顱骨。

頭夾肌的起點位於T3-C7棘突，與所有肌肉一樣，都有強
壯的筋膜附著，終點則在顳骨乳突和頭顱的枕骨處。

頸夾肌的起點則是在頭部下側T6-T3棘突處，沿著C4或C3
至C1的橫突來到終點（但並非每個人都一樣），只是要特
別注意，頸夾肌並沒有附著於頭部，而是深入至頭夾肌。

▊ 功能

這些肌肉會一起運動，而且功能很相似。當頭夾肌與頸夾
肌雙側運動時，可以延伸頸部。而單側運動時，則能幫助
頭部及頸部外側屈曲及轉動。

○**頭夾肌** SPLENIUS CAPITIS

○**頸夾肌** SPLENIUS CERVICIS

○**顳骨** TEMPORAL BONE

○**顳骨乳突** MASTOID PROCESS

○**枕骨** OCCIPITAL BONE

○C1 - C7

○T1 - T6

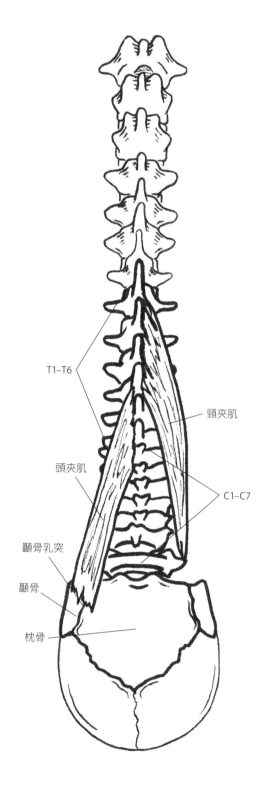

頸部深層肌肉

從右邊的圖片，可以更清楚地看到頭夾肌和頸夾肌的起點及終點。要
記得，頭夾肌與頸夾肌的周圍，有許多肌肉和結締組織。當我們直立
時，它們會支撐頭部的重量；而當我們倒立時，則能支撐更多（頭部
以外）的重量。

頭立式
Headstand

Sirsasana *sheer-SHAH-sah-nah*

練習頭立式時，頭夾肌和頸夾肌對於穩定頸部來說至關重要，並在頸椎承受重量時起到保護作用。

若要控制分配在頭部的重量，並給予身體更多支撐，一開始可以先練習將前臂平放在地面上，這非常重要。從這種姿勢開始練習倒立，不僅能強化頭夾肌和頸夾肌，其他周圍的肌肉也能受惠，更不用說我們的核心肌群了。

只要這些肌肉變得更加強壯，我們就能更自在地承受更多重量，並往更進階的倒立練習前進。這邊要提醒一下，在練習完倒立後，請務必要放鬆頸部，讓頸椎得以放鬆。

○**頭夾肌** SPLENIUS CAPITIS

○**頸夾肌** SPLENIUS CERVICIS

○**枕骨** OCCIPITAL BONE

○**脊椎** SPINE

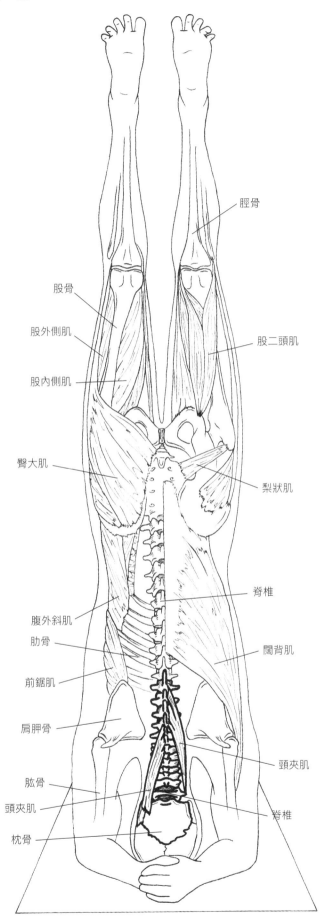

脛骨

股骨

股外側肌

股二頭肌

股內側肌

臀大肌

梨狀肌

脊椎

腹外斜肌

肋骨

闊背肌

前鋸肌

肩胛骨

頸夾肌

肱骨

頭夾肌

脊椎

枕骨

練習技巧

嘗試練習更有難度的體位時，頭部會承載越來越多重量，做好這些動作的關鍵在於，要讓頭頸部的肌肉有足夠的力氣支撐身體和避免受傷。根據我的經驗，小時候就練習過倒立的人，通常都會比從沒嘗試過的人進步得更快。畢竟，肌肉是有記憶的嘛！

肩膀肌肉

讓我們來看看盂肱關節和肩胛骨周圍的主要肌肉。肩膀損傷極為常見,因此,多瞭解肩部肌肉,能幫助你瞭解在運動時如何預防受傷,以及受傷後如何修復。

三角肌

三角肌(deltoid)是面積大且有力的肌肉,它從前面的鎖骨一路繞到後面的肩胛棘。

既然前後都有,三角肌負責的很多工作自然也不會少,其中很重要的觀念是:它會「自己對抗自己」,也就是說,一部份的三角肌扮演作用肌的角色,另一部份則作為拮抗肌。當有人問我三角肌主要在做些什麼時,我通常會回答:「一切」。當然,它不是什麼都做,但確實做了不少事。

三角肌很大,又可分為三部份,分別是前束、中束和後束。

▌ 位置

三角肌前束起始於鎖骨外側三分之一,中束的起點則在肩峰突,至於後束則從肩胛棘開始。這三大部份沿著上臂往下生長,匯集於一塊共同的肌腱,並固定於上手臂中間外側的三角肌粗隆(deltoid tuberosity)。如果你從肩膀開始沿著三角肌往下摸,就可以摸到它在三角肌粗隆處的三角端點。

▌ 功能

進行單側動作時,三角肌可以使手臂外展。當前束發揮作用,它們可以在盂肱關節處進行內旋、彎曲及水平內收動作。後束的運動則正好相反,可以在盂肱關節處外旋、伸展及水平外展。總而言之,三角肌前束與後束為「一對」,而中束則主要負責外展手臂。

趣味知識

三角肌原文為「deltoid」,是以它的形狀來命名的,與希臘文字Δ(delta)的符號相似。

旋轉肌群

旋轉肌群(rotator cuff)在肩膀的盂肱關節處,由四塊肌肉組成。就算記不住它們的名字,也要知道一共有四塊,分別是:

● **肩胛下肌(subscapularis)**:這是旋轉肌群中最有力的一塊肌肉,也提供了最大的穩定性。

● **棘上肌(supraspinatus)**:棘上肌實際上究竟對於移動盂肱關節有多少幫助,還有許多爭論,但大家都同意它確實有所幫助。

● **棘下肌(infraspinatus)**:整個肌群中,唯一有助手來幫助它一起完成工作的肌肉。

● **小圓肌(teres minor)**:它就是棘下肌的助手,也是旋轉肌群中最小的一塊肌肉。

另外也要知道,這個肌群主要負責讓肩膀保持穩定。盂肱關節就是肱骨附著於肩胛骨之處,而旋轉肌群則環繞著盂肱關節。任何正常的肩部結構、功能和運動,在日常活動中都需要一個穩固的平台,而像瑜伽這樣強度較大的活動,也一樣需要穩固的支撐。

除了提供支撐的功能,旋轉肌群還能在肩膀往各個方向時,扮演協同肌的角色。肩膀的原動肌則是更大的肌肉,我們稍後會提到。

▌ 位置

棘上肌的起點在棘上窩(supraspinatus fossa),而棘上窩則位於肩胛脊的上方,十分牢固。棘上肌肌腱穿過肩峰突下方,並固定於肱骨頂部的大結節,也就是骨頭上的凸起處。

棘下肌的起點則是在棘下窩(infraspinatus fossa),而棘下窩位於肩胛脊的正下方,同樣十分牢靠。棘下肌位在棘上肌的後側,並固定於肱骨頂端的大結節上。

小圓肌的起點在棘下肌下面,並位於肩胛骨外側緣的上半部,終點則為棘下肌後側,固定在肱骨大結節上。至

弓式
Bow

Dhanurasana *don-yoo-AH-sah-nah*

練習弓式時，三角肌要負責許多工作。當我們的雙手抓住腳踝外側，三角肌後束必須向心收縮，好讓盂肱關節持續內旋，並穩定肩膀；反之，三角肌前束就要做離心收縮來保持姿勢（複習一下，離心收縮表示肌肉拉長，但仍在持續運作）。有些人喜歡再更進一步將手反轉過來抓住腳踝內側，這樣的動作用到的仍是三角肌，只不過動作方向相反。

○ **三角肌前束** ANTERIOR DELTOID
○ **三角肌中束** MIDDLE DELTOID
○ **三角肌後束** POSTERIOR DELTOID
○ **三角肌粗隆** DELTOID TUBEROSITY
○ **鎖骨** CLAVICLE

〔1〕由於三角肌粗隆正好是三角肌的終點，圖片上無法清晰可見，建議以色鉛筆將這個部位圈起來，或在這個接口上塗上淺色，以利分辨。

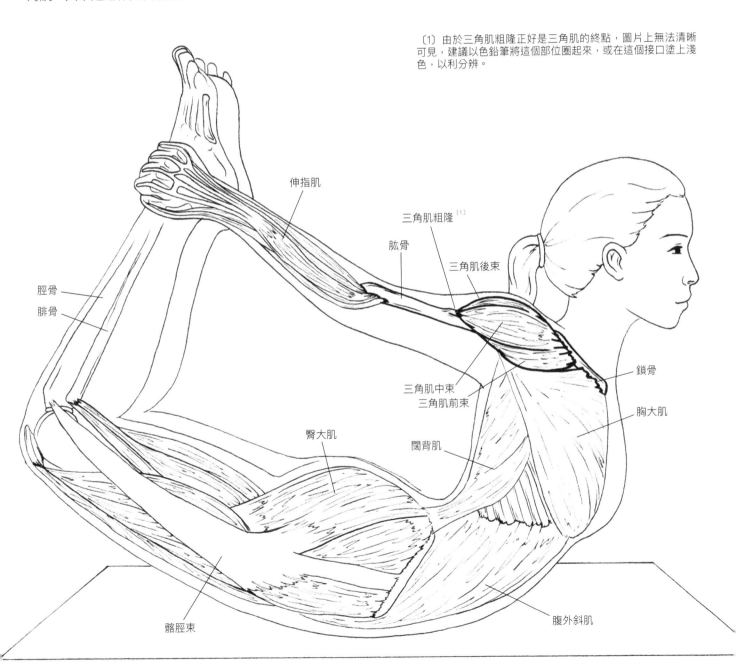

伸指肌
三角肌粗隆 [1]
肱骨
三角肌後束
脛骨
腓骨
三角肌中束
三角肌前束
臀大肌
闊背肌
鎖骨
胸大肌
髂脛束
腹外斜肌

於肩胛下肌，就位在肩胛骨的前側，起點位於肩胛下凹處，終點則在棘上肌前側，固定於肱骨小結節處。

功能

首先，這個肌群的所有肌肉都有一個特性，就是穩定盂肱關節。除此之外，它們每一條的角色與功能，都有一些差異。

棘上肌可以使肩膀在盂肱關節處向外伸展。有人認為，棘上肌只負責啟動外展動作的前十五度角，接下來就交給其他更大的肌肉來接管了，但這個論點並不是所有人都同意。棘下肌則能使肩膀在盂肱關節處向外旋轉，並能小幅度地輔助外展和水平外展以及伸展等動作。

至於小圓肌，它能做到棘下肌的所有工作，只是力量沒那麼大，因此可以將這塊肌肉想像成棘下肌的「迷你版」（特別注意，不要把小圓肌和大圓肌搞混，**大圓肌並不屬於旋轉肌群**）。最後，肩胛下肌的主要工作，就是讓肩膀在盂肱關節處做向內旋轉的動作。

旋轉肌群

這裡將為你展示旋轉肌群如何附著，它們能讓手臂牢牢固定在肩胛骨上。

○**肩胛下肌** SUBSCAPULARIS
○**棘上肌** SUPRASPINATUS
○**棘下肌** INFRASPINATUS
○**小圓肌** TERES MINOR

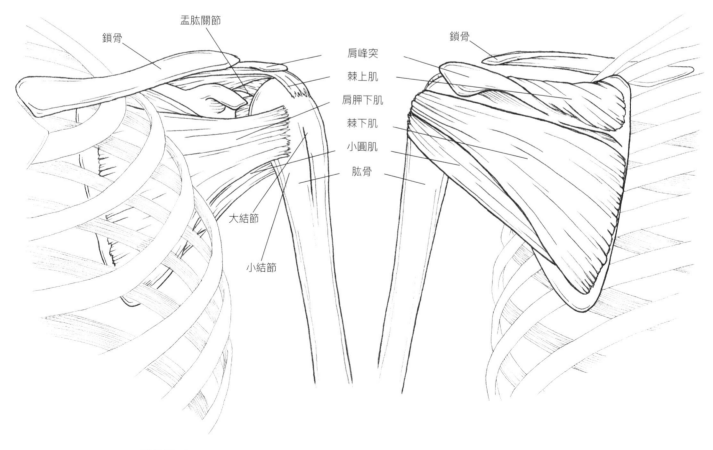

前側視角 — 鎖骨、盂肱關節、大結節、小結節

後側視角 — 鎖骨、肩峰突、棘上肌、肩胛下肌、棘下肌、小圓肌、肱骨

前側視角　　　　　　　　　　　　**後側視角**

牛面式
Cow Face

牛面式能讓你體驗到旋轉肌群的所有動作。由於這個姿勢會使上臂在盂肱關節處外展和外旋，且下臂則做內收與內旋，因此，棘上肌、棘下肌、小圓肌和肩胛下肌全都能透過這個動作得到活動與伸展。

對於大多數剛開始練習瑜伽的人來說，讓雙手交扣十分具有挑戰性。千萬不要勉強，否則會造成肌腱拉傷。

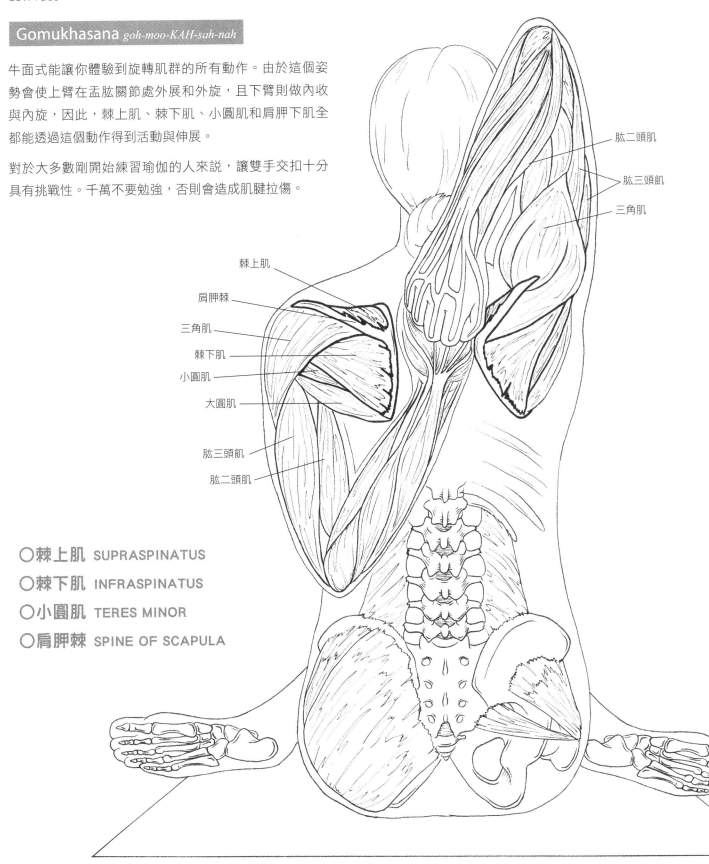

肱二頭肌
肱三頭肌
三角肌

棘上肌
肩胛棘
三角肌
棘下肌
小圓肌
大圓肌
肱三頭肌
肱二頭肌

◯棘上肌 SUPRASPINATUS
◯棘下肌 INFRASPINATUS
◯小圓肌 TERES MINOR
◯肩胛棘 SPINE OF SCAPULA

菱形肌

菱形肌（rhomboids）是肩胛骨之間的一組肌肉，用來移動肩胛骨，又可分為大菱形肌和小菱形肌。

▌位置

菱形肌在肩胛骨之間水平展開。其中，小菱形肌位於大菱形肌的上側，起始於頸椎C1至胸椎T1之間的棘突，止於肩胛骨的上側內緣。大菱形肌的起點為在胸椎T2-T5之間的棘突，終點則在肩胛骨內緣的小菱形肌下側。而兩者的終點，都位在肩胛棘的內緣。

▌功能

大小菱形肌共同合作，可以後縮、抬高與向下旋肩胛骨。

提肩胛肌

將肩胛骨往耳朵的方向抬高，就可以感覺到提肩胛肌（levator scapula）在活動。但大多時候，我們都希望提肩胛肌呈現放鬆狀態，好讓肩膀放下來！

▌位置

提肩胛肌的起點在頸椎C1-C4之間的橫突，終點則在肩胛骨頂部內側。

▌功能

顧名思義，提肩胛肌就是抬高肩胛骨。它也可以在其他動作中扮演協同肌角色，比如在雙側運動中，協助伸展頭部和頸部。而在單側運動中，提肩胛肌則能輔助頭部和頸部向外側屈曲及旋轉。

頭碰膝式

Head-to-Knee Pose

Janu Sirsasana *JAH-noo sheer-SHAH-sah-nah*

練習頭碰膝式時，提肩胛肌經常會跟著我們頭部的方向活動。此時可試著深呼吸、放鬆頸部，藉由菱形肌的幫助，讓肩胛骨保持在適當的位置。注意，如同大多數的瑜伽動作，我們希望胸口是打開的，所以千萬不要過度拉伸菱形肌，肩膀也不能往前縮起來。

○ **大菱形肌** RHOMBOID MAJOR
○ **小菱形肌** RHOMBOID MINOR
○ **肩胛骨內側緣** MEDIAL EDGE OF SCAPULA
○ **頸椎** CERVICAL SPINE
○ **肩胛棘** SPINE OF SCAPULA
○ **提肩胛肌** LEVATOR SCAPULA

趣味知識

如同三角肌，菱形肌也是根據形狀命名的。

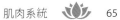

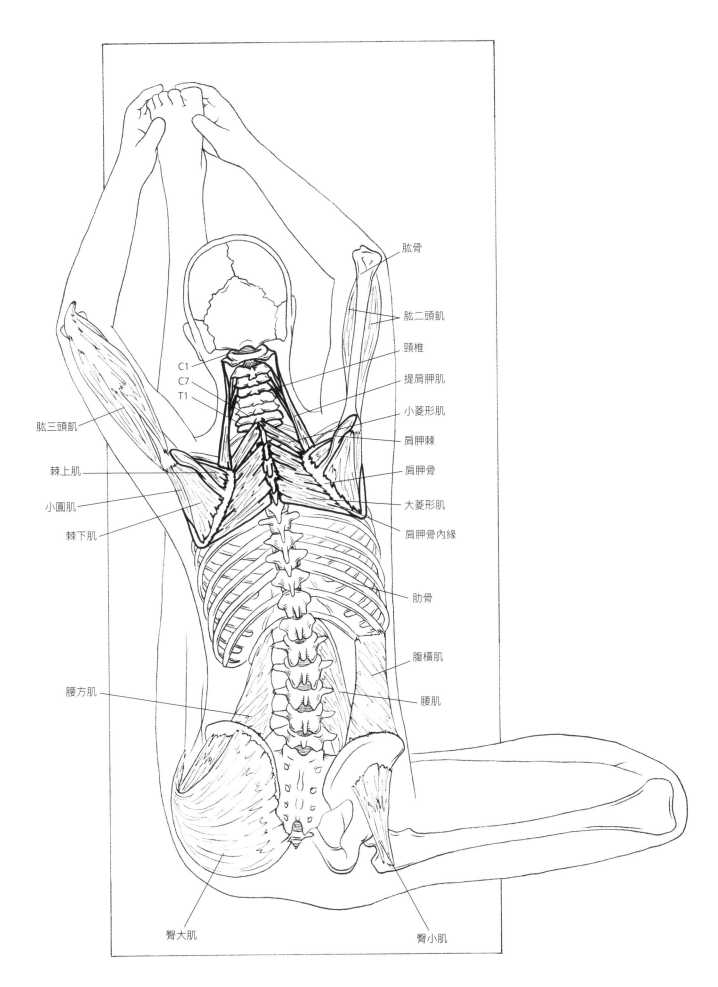

肱骨

肱二頭肌

頸椎

提肩胛肌

小菱形肌

肩胛棘

肩胛骨

大菱形肌

肩胛骨內緣

肋骨

腹橫肌

腰肌

C1
C7
T1

肱三頭肌

棘上肌

小圓肌

棘下肌

腰方肌

臀大肌

臀小肌

上臂肌肉

練習瑜伽時，大家都會努力讓手臂肌肉變得更強壯，而我的學生們，也都想藉此鍛煉上半身的力量。

如果要讓手臂變強壯，以下是我們該認真鍛鍊的肌肉。許多體位都會需要將重量放在手上，但若沒有強壯的手臂支撐重量，就會很難完成動作。換句話說，只要增強手臂的力量，就能讓這些體位變得更加輕鬆！

肱二頭肌

大部份的人都知道肱二頭肌，但會簡稱為「二頭肌」，也是人們彎起手肘想要炫耀的肌肉。二頭肌的原文「biceps」源自拉丁文，是「兩頭」的意思；而肱的原文「brachii」也是拉丁文，意思就是「手臂」。

▍位置

二頭肌的長頭有一條長肌腱，起點位於肩胛骨的盂上結節（supraglenoid tubercle），也就是是肩胛骨上靠近喙突的一個小小的突出構造，終點則在肱骨頂端的凹槽處；而它的短頭，起點則位在肩胛骨的喙突。

兩束肌腱匯聚在一起，形成驚人的肌肉，並跨越內側手肘，收在橈骨粗隆（radial tuberosity）近端。

▍功能

你可能知道二頭肌是一種強而有力的肘部屈肌，但它也有助肩部在盂肱關節處屈曲，並使前臂旋後。

肱肌

肱肌也是一種強壯的肌肉，但它做的事情卻通常不會獲得太多關注。

這塊肌肉深入二頭肌，在肘部屈曲時會變得更有力。當肘部屈曲，肱肌會支撐住二頭肌，使二頭肌看起來更令人印象深刻。

▍位置

肱肌的起點位在肱骨前側表面的遠端，它越過肘部，終點在尺骨的近端前側表面。

▍功能

它就是我們最強壯的肘部屈肌，就這麼簡單。

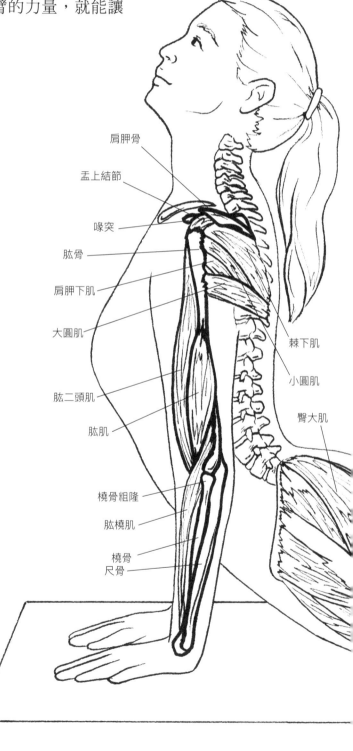

肩胛骨
盂上結節
喙突
肱骨
肩胛下肌
大圓肌
棘下肌
小圓肌
肱二頭肌
臀大肌
肱肌
橈骨粗隆
肱橈肌
橈骨
尺骨

上犬式
Up Dog

Urdhva Mukha Svanasana
OORD-vah MOO-kah shvah-NAH-sah-nah

上犬式是個很好的動作，讓這些強壯的肘屈肌可以大幅獲得伸展和釋放的空間。

在上犬式中，我們的手臂要完全伸展，而且有很大部份的重量要放在手掌上，因此，務必要正確對齊手臂，讓它們保持與地板垂直，才有力氣能夠支撐上半身。往上撐起時，雙手的力量要平均，手肘關節要持續有力。

○**肱二頭肌** BICEPS BRACHII

○**肩胛骨** SCAPULA

○**盂上結節** SUPRAGLENOID TUBERCLE

○**喙突** CORACOID PROCESS

○**肱骨** HUMERUS

○**橈骨粗隆** RADIAL TUBEROSITY

○**肱肌** BRACHIALIS

○**橈骨** RADIUS

○**尺骨** ULNA

練習技巧

骨盆後傾時，髖部要抬起離開墊子。而膝蓋則可以先放在墊子上，這樣會讓動作變得更輕鬆一些，直到肌肉練得夠強壯，就可以抬起並完全伸展。

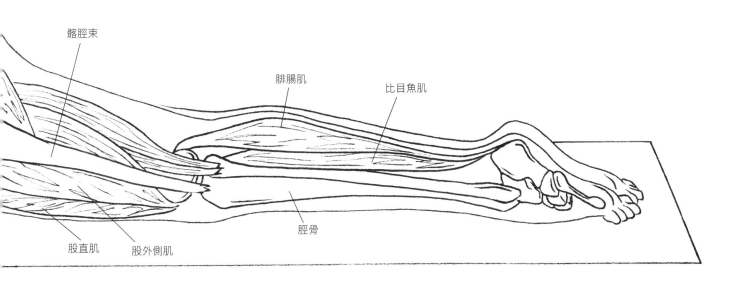

髂脛束　腓腸肌　比目魚肌　脛骨　股直肌　股外側肌

肱橈肌

肱橈肌（brachioradialis）是穿過肘部的另一塊肌肉。它非常淺層（幾乎覆蓋整個前臂），而且很好找，只要知道名字，就能找到它的位置：將手指放在前臂上偏向拇指的那一側，然後彎曲手肘約90度，收縮前臂前側的肌肉，就會感覺到這塊肌肉的動作。

▌位置

肱橈肌的起點位於肱骨遠端外側，終點在橈骨的莖突（styloid process），也就是橈骨遠端的一個小突起。

▌功能

肱橈肌主要是在幫助手肘屈曲，也有助於前臂的旋後與旋前。

肱三頭肌

肱三頭肌是什麼樣的肌肉，應該不需要多做解釋了吧？（想想剛才認識的拉丁文！）它就是手臂上的一塊肌肉，並有三個肌肉頭，它與二頭肌處是相對的肌肉——當其中一塊伸展時，另一塊必然會收縮，反之亦然。

▌位置

肱三頭肌的長頭起點位於肩胛骨上外側緣的盂下結節處，而外側頭和內側頭則沿著肱骨向後延伸出來。三個肌肉頭結合在一起，形成共同的肌腱，終點在尺骨的鷹嘴突處。

▌功能

肱三頭肌可以伸展手肘、打直手臂。由於肱三頭肌的長頭附著在肩胛骨上，它也有助於在盂肱關節處延伸及內收肩部。

烏鴉式

Crow

Bakasana *bah-KAH-sah-nah*

練習烏鴉式，需要相當大的上半身力量，像是肱三頭肌就必須做離心運動，才能抵抗重力，並防止手肘過度屈曲。

第一次練習這個姿勢時，手肘可以保持近90度彎曲，形成一個放置膝蓋的「架子」。等到肱三頭肌鍛鍊得越來越強壯，就可以將手臂打得更直，足夠有力的話，甚至可以讓手臂完全伸展。

力氣只是練習烏鴉式的其中一個條件而已，如果無法在動作中保持平衡，力氣多大都沒有幫助。畢竟，這就是一個以手臂來維持平衡的動作。

○ **肱橈肌** BRACHIORADIALIS
○ **肱骨** HUMERUS
○ **橈骨** RADIUS
○ **肱三頭肌** TRICEPS BRACHII
○ **肩胛骨** SCAPULA
○ **尺骨** ULNA
○ **肩胛骨外側緣** LATERAL EDGE OF SCAPULA
○ **盂下結節** INFRAGLENOID TUBERCLE
○ **鷹嘴突** OLECRANON PROCESS
○ **盂肱關節** GLENOHUMERAL JOINT

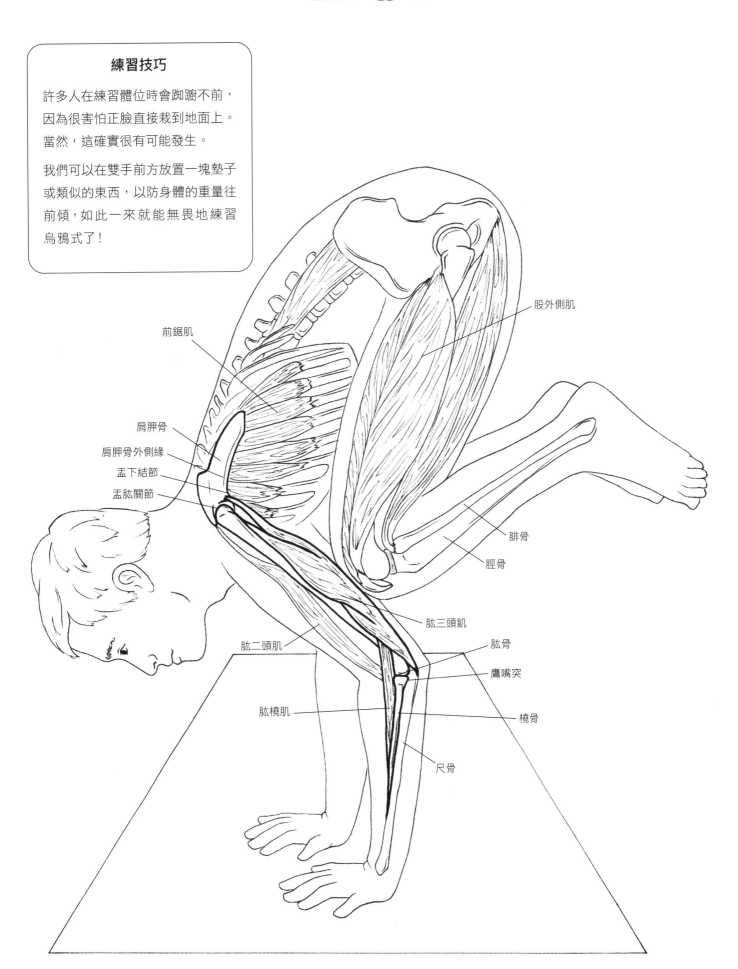

練習技巧

許多人在練習體位時會踟躕不前，因為很害怕正臉直接栽到地面上。當然，這確實很有可能發生。

我們可以在雙手前方放置一塊墊子或類似的東西，以防身體的重量往前傾，如此一來就能無畏地練習烏鴉式了！

前鋸肌

股外側肌

肩胛骨

肩胛骨外側緣

盂下結節

盂肱關節

腓骨

脛骨

肱三頭肌

肱二頭肌

肱骨

鷹嘴突

肱橈肌

橈骨

尺骨

喙肱肌

雖說喙肱肌（coracobrachialis）不是手臂運動中最強壯肌肉，但仍是一個得力助手，並根據位置來命名的另一種肌肉。

這塊肌肉經常被忽視，而且被手臂和肩膀中其他更強壯的肌肉掩蓋鋒芒。只要抬起手臂，並將手指放在腋下中間，就能感覺到這塊肌肉的中間部份。

雖然它的強度不足以成為主動肌，但它卻是強大的協同肌。有意識地使用這塊肌肉，可以增加肩膀的穩定，也而穩定性就等同於力量。

▌ 位置

顧名思義，喙肱肌的起點位於肩胛骨的喙突處，終點在肱骨內側約一半的位置。

▌ 功能

喙肱肌有助於肩部在盂肱關節的屈曲，並能幫助手臂內收。它也對於肩袖肌肉穩定盂肱關節有所助益。

○**喙肱肌** CORACOBRACHIALIS
○**肩胛骨** SCAPULA
○**肱骨** HUMERUS
○**盂肱關節** GLENOHUMERAL JOINT
○**喙突** CORACOID PROCESS

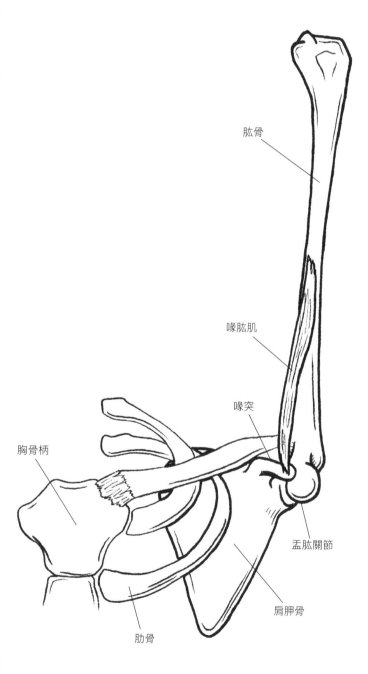

趣味知識

喙肱肌通常又被稱為「腋下肌」。

肱骨

喙肱肌

喙突

胸骨柄

盂肱關節

肩胛骨

肋骨

肩部屈曲動作

無論是手倒立式，還是接下來要介紹的舞王式，在這些體位中，肩膀的動作就如右圖所示。從這張圖能清楚看出喙肱肌的肌肉起點和終點。想想看，有沒有其他體位也需要像這樣抬起手臂？

舞王式
King Dancer

Natarajasana *not-ah-rah-JAH-sah-nah*

舞王式是濕婆（Shiva）熱情舞蹈的美麗形象，這股熱情足以撼動世界。當你試圖保持平衡時，動作可能不會那麼好看，但也許能讓我們練習「在紛擾的世界中保持穩定」。過程中，喙肱肌會努力防止我們的手肘向兩側張開，並讓手臂向上越過頭部，並深度屈曲肩膀。

○**喙肱肌** CORACOBRACHIALIS

○**肩胛骨** SCAPULA

○**肱骨** HUMERUS

練習技巧

因為喙肱肌比旁邊的肌肉都還要小，它比較容易受傷。

請務必明白這一點：在任何需要穩定肩膀的體位中，這種肌肉會深度伸展（尤其像舞王式的這種肩部屈曲動作），如果拉扯得太過用力，很可能會造成撕裂傷。

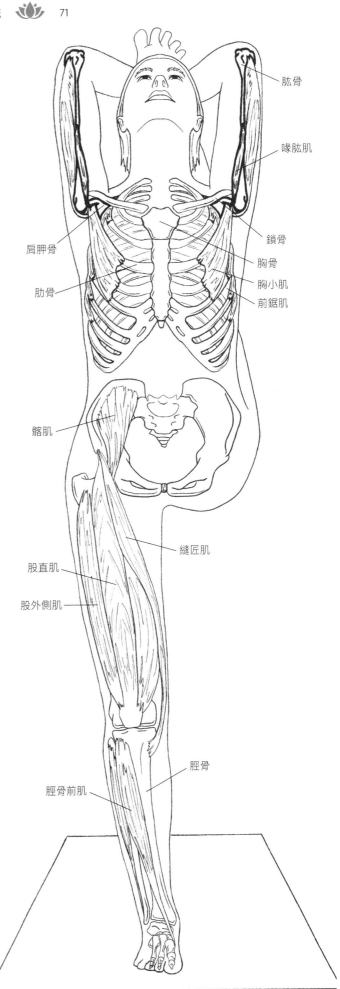

肱骨

喙肱肌

鎖骨

胸骨

胸小肌

前鋸肌

肩胛骨

肋骨

髂肌

縫匠肌

股直肌

股外側肌

脛骨

脛骨前肌

前臂肌肉

前臂有許多肌肉，這些肌肉又可分為「屈肌」與「伸肌」兩組，它們主要負責運動手腕、手掌和手指，且功能相對。

除了屈曲和伸展，這些肌肉還可以在其他運動中發揮協同肌的功能。為了避免太過複雜，本書不會詳細介紹每塊肌肉，但如果你還想增加新知識，我們都會在插圖上將它們標註出來。

屈肌

只要將手放在前臂的表面前側，並彎曲手指和手腕，就能感覺到屈肌（flexor）的動作。另外，如果將手指一隻接著一隻進行彎曲，則能感覺到每一塊肌肉的收縮，非常酷。

▎位置

前臂屈曲肌位於前臂的前側，大約有八塊，起點位在手肘，並終於手腕和手部。

▎功能

前臂屈肌能在手肘、手腕和指骨處進行彎曲，也能使前臂進行旋前動作。

伸肌

如果想知道伸肌（extensors）如何運作，只要將手放在前臂的表面後側，並伸展或伸直手指，就能感覺到它們在活動。可以試著追蹤肌肉，看看從起點到終點之間，你能感覺得到多少肌肉動作，這是一個很有趣的練習。

▎位置

前臂伸肌位於前臂後側。這一組肌肉比較多，大約有十一塊左右，它們的起點在手肘，終點也在手腕和手部。

▎功能

前臂伸肌基本上負責延伸手肘、手腕和指骨，也能支撐前臂。它們與前臂屈肌是相對應的肌肉，因此它們所造成的動作也與屈肌相反。

○ **屈指淺肌** FLEXOR DIGITORUM SUPERFICIALIS
○ **橈側屈腕肌** FLEXOR CARPI RADIALIS
○ **屈拇長肌** FLEXOR POLLICIS LONGUS
○ **尺側伸腕肌** EXTENSOR CARPI ULNARIS
○ **伸指肌** EXTENSOR DIGITORUM
○ **伸小指肌** EXTENSOR DIGITI MINIMI
○ **橈側伸腕短肌** EXTENSOR CARPI RADIALIS BREVIS
○ **橈側伸腕長肌** EXTENSOR CARPI RADIALIS LONGUS
○ **指骨** PHALANGES

練習技巧

屈肌與伸肌的肌腱會穿過手腕，並從「腕隧道」（carpel tunnel）」進入手部和手指。若是過度鍛煉這些肌肉，造成它們發炎或腫脹，就會導致非常疼痛的腕隧道症候群（carpel tunnel syndrome, CTS）。

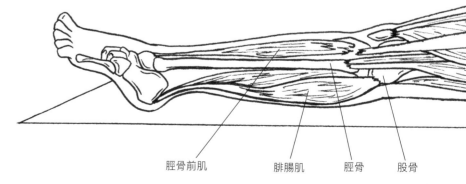

脛骨前肌　　腓腸肌　　脛骨　　股骨

仰臥手抓腳趾腿伸展式
Reclining Hand-to-Toe Pose

Supta Padangusthasana
SOOP-tah pad-an-goosh-TAH--sah-nah

練習仰臥手抓腳趾腿伸展式時，兩隻手臂分別透過伸肌和屈肌做相反的動作。

手腳抬高的那一側，食指和中指會圈住大腳趾；用解剖學的術語來形容的話，就是指骨彎曲於腳拇指周圍，這能鍛鍊你的屈肌。至於平放的那一側，手臂在身體旁邊伸直，指骨也可以得到完全的伸展，並鍛鍊你的伸肌。

練習技巧

腳拇趾的梵文是「padangustha」，在體位的原文中看到這個字根，動作多半都與腳拇趾有關。如果你的肌肉長度不夠，手沒辦法抓到腳拇趾，你可以使用瑜伽伸展帶輔助。

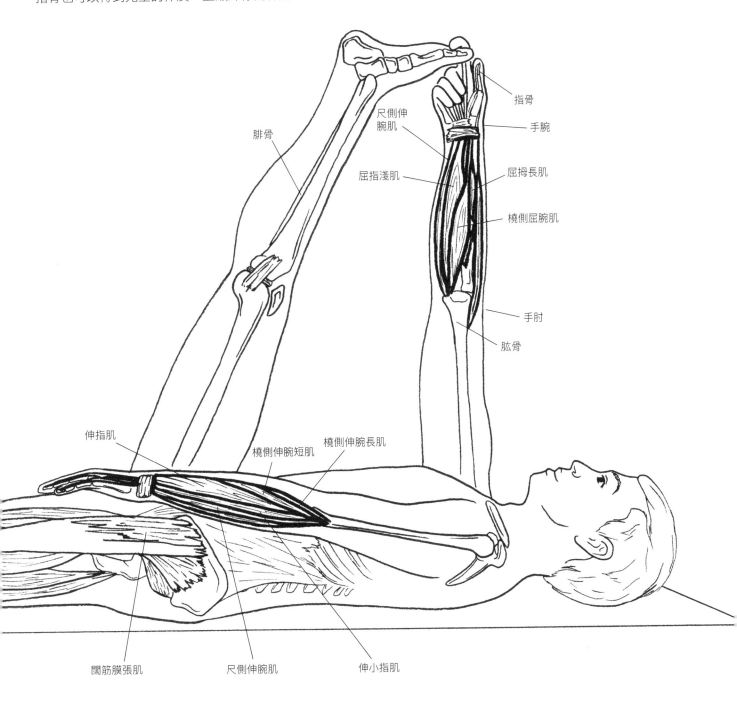

腓骨

尺側伸腕肌

屈指淺肌

指骨

手腕

屈拇長肌

橈側屈腕肌

手肘

肱骨

伸指肌

橈側伸腕短肌

橈側伸腕長肌

闊筋膜張肌

尺側伸腕肌

伸小指肌

上軀幹肌肉（前側）

現在我們要來認識一些面積較大的胸肌，以及主要的呼吸肌。說起胸肌，我們第一個想到的應該就是胸大肌，再來則是胸小肌。

胸大肌和胸小肌相當強壯，在肩膀運動中扮演作用肌的角色，而這也是我們需要旋轉肌群來穩定盂肱關節的原因之一！

說到呼吸肌，首先想到的一定是橫膈膜，這毫無疑問。但是，橫膈膜並不負責所有的呼吸工作，另一群幫手名叫前鋸肌。

胸大肌

胸大肌（pectoralis major）是橫越整個胸部肌肉，面積較大，人們多半都直接稱之為「胸肌」。也正因為面積大，胸大肌會「自我拮抗」，這當然不是說它討厭自己，而是指，它會依據參與運動的肌肉纖維來執行相反的動作。

▌位置

胸大肌較寬的那端起始於鎖骨內側的一半處，附著於胸骨及前六根肋骨的邊緣。你可以將拇指放在鎖骨中間的位置，其他四根手指往下張開至肋骨底部，就大約是這個附著點的長度了，可見胸肌的面積很大。胸大肌的終點則在上肱骨外側，正好位於旋轉肌腱下方。

▌功能

當肩部內旋，並在盂肱關節處使肩部內收時，胸大肌的所有肌肉纖維都會收縮；其中，上側纖維的功能是水平內收及彎曲盂肱關節，而下側纖維的作用則是伸展盂肱關節。

兩個動作相反，但卻由同樣的肌肉來執行。這種情況比較常發生在大面積的肌肉上，同一塊肌肉可以執行相反的動作，就看肌肉裡哪些纖維被啟動。

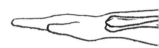

○ **胸大肌** PECTORALIS MAJOR
○ **鎖骨** CLAVICLE
○ **胸骨** STERNUM
○ **肋骨** RIBS
○ **肱骨** HUMERUS

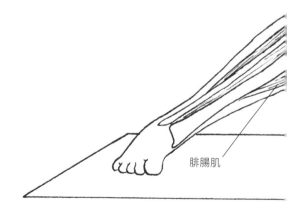

腓腸肌

英雄式二
Warrior II

Virabhadrasana II *veer-ah-bah-DRAH-sah-nah*

英雄式二能打開心胸，以英雄般的力量優雅地伸展你的胸肌。由於手臂外展，胸大肌會獲得一些拉伸。

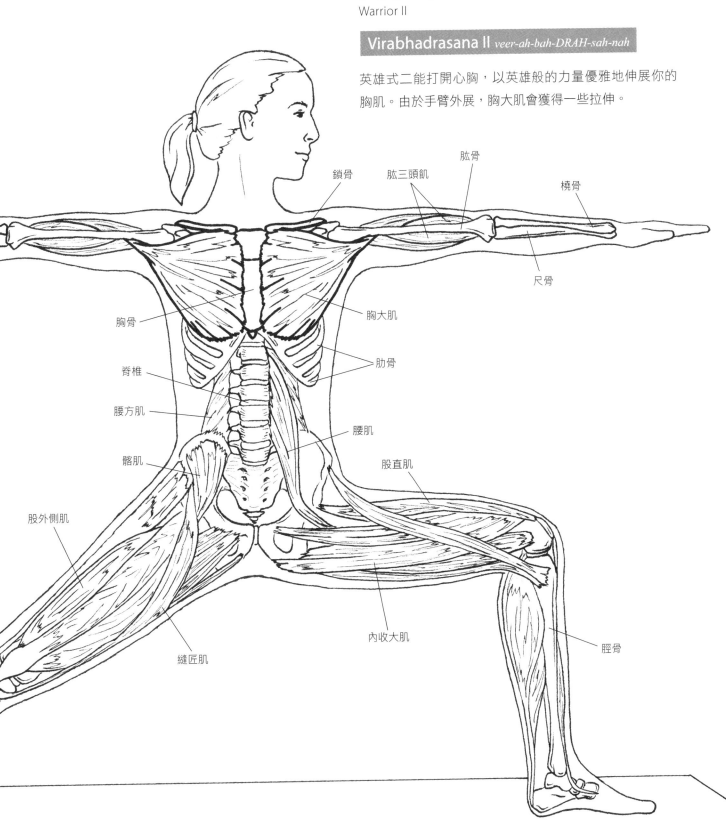

鎖骨

肱三頭肌

肱骨

橈骨

尺骨

胸大肌

胸骨

肋骨

脊椎

腰方肌

腰肌

股直肌

髂肌

股外側肌

內收大肌

脛骨

縫匠肌

胸小肌

如同我們前面提過的肌肉名稱，有「大」就會有「小」，而胸小肌（pectoralis minor），就是隱藏在胸大肌深處的重要肌肉。

▌位置

胸小肌的起點位於第三、四、五肋骨間，終點在肩胛骨喙突。它的面積比胸大肌小很多。

▌功能

胸小肌可以下壓並後縮肩胛骨，這有助於在後肋骨處穩定肩胛骨。當肩胛骨固定不動時，胸小肌也能輔助呼吸。

前鋸肌

想到前鋸肌（serratus anterior），就會想到超級英雄或健美選手的那種肌肉——每當他們要展示胸肌時，前鋸肌就會在外側肋骨顯現出來，這就是超級英雄和健美選手炫耀身材的標準配備。

不過，**這塊肌肉在女性身上較不明顯**，因為都被她們身上其他更突出的肌肉蓋過去了。

▌位置

前鋸肌沿著肋骨一到九的表面，像扇子的尖端一樣延伸出來，終點則在肩胛骨內側緣的前側表面。它是一種深層肌肉，在胸腔外側周圍形成一面「牆」。

▌功能

前鋸肌的作用與胸小肌相同，會下壓和後縮肩胛骨。當它維持肋骨穩定時，就會將肩胛骨內側緣固定於胸腔。而當維持肩胛骨穩定時，前鋸肌則有助於呼吸。.

椅式
Chair

Utkatasana *OOT-kah-TAH-sah-nah*

大家都可以練習椅式，不過幾乎每個人都會覺得，要在這個姿勢中達到穩定，是十分具有挑戰性的。

前鋸肌和胸小肌的作用是後縮和下壓肩膀，以抬高心臟。除了在後縮和下壓動作中賣力穩定肩膀，前鋸肌還要輔助呼吸。

雖說要在這個動作中深呼吸並不容易，但還是要記得，如果你在動作中感到呼吸困難，那就表示姿勢錯誤，而這個原則也不侷限在瑜伽體位上。

○ **胸小肌** PECTORALIS MINOR
○ **肩胛骨** SCAPULA
○ **前鋸肌** SERRATUS ANTERIOR
○ **肋骨一到九** RIBS 1 - 9
○ **肩胛骨內側緣** MEDIAL BORDER OF SCAPULA
○ **喙突** CORACOID PROCESS

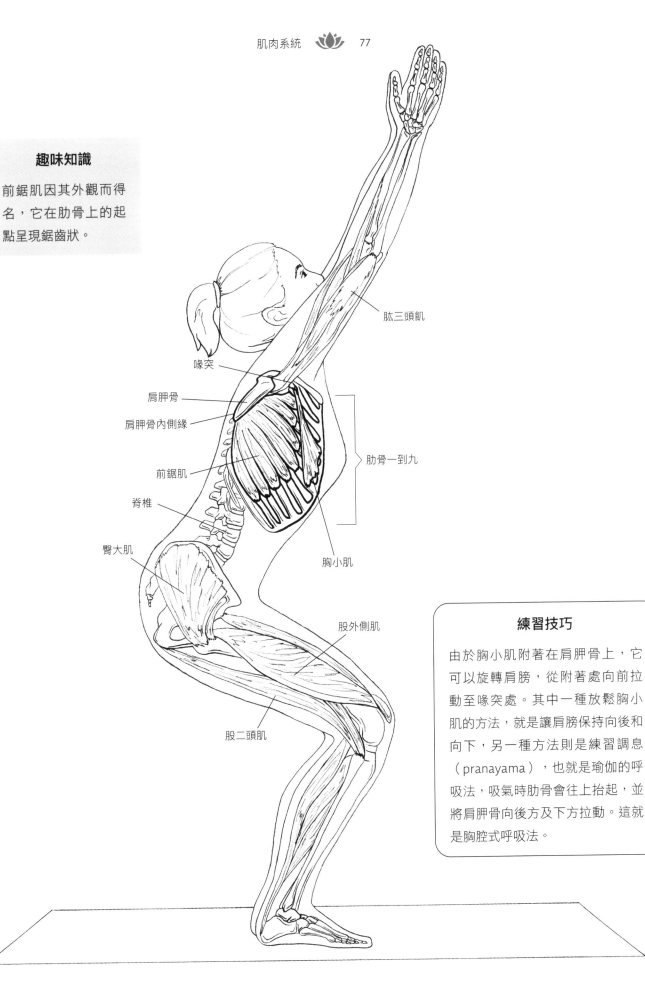

趣味知識

前鋸肌因其外觀而得名，它在肋骨上的起點呈現鋸齒狀。

喙突

肩胛骨

肩胛骨內側緣

前鋸肌

脊椎

臀大肌

股二頭肌

肱三頭肌

肋骨一到九

胸小肌

股外側肌

練習技巧

由於胸小肌附著在肩胛骨上，它可以旋轉肩膀，從附著處向前拉動至喙突處。其中一種放鬆胸小肌的方法，就是讓肩膀保持向後和向下，另一種方法則是練習調息（pranayama），也就是瑜伽的呼吸法，吸氣時肋骨會往上抬起，並將肩胛骨向後方及下方拉動。這就是胸腔式呼吸法。

橫膈膜

橫膈膜（diaphragm）就是我們的呼吸肌，也是所有呼吸肌中最強壯的。雖然這算是個常識，但很少人知道橫膈膜的確切位置以及運作方式。

這是一片圓頂狀的薄肌肉，隔開了裝著心臟及肺的上胸腔，以及包覆著其他器官的下腹腔。以下是更詳細的說明：

▌位置

橫膈膜的起點是圍繞身體中心的一個圓圈，從較下方六根肋骨的內側表面開始，繞回至上腰椎，再從前面繞過胸骨劍突的後側表面，最後落在橫膈膜的中央肌腱。

▌功能

當橫膈膜收縮時，它會向下朝腹部縮緊，使肺部形成一個空間，好吸入空氣；而吐氣時，橫膈膜則會放鬆，肺中的空氣釋出，橫隔膜又會向上升起。無論你有沒有注意到它，每一次呼吸時，這塊肌肉都在工作著。

練習技巧

打開髖部、膝蓋及腳踝都需要較長的時間，才能舒適地固定在蓮花坐式中。你可以從比較簡單的盤腿動作開始，並使用輔具。髖骨往上提一些，使膝蓋低於髖部。

可以將瑜伽磚放在膝蓋下，並放鬆髖部、舒服地坐著，這樣就比較容易坐直，也可以把注意力集中在呼吸上。身體慢慢打開以後，蓮花坐式就會變得越來越簡單。

趣味知識

練習腹式深呼吸時，其實並不是把空氣吸進腹部，而是要將橫膈膜向下拉得更深，把腹腔器官往前推，讓腹部擴張。裡頭不是空氣，而是我們的胃和小腸，還有其他器官。

蓮花坐式
Lotus

Padmasana *pad-MAH-sah-nah*

蓮花坐式最適合用來練習呼吸法。練習
呼吸法時，我們會更加意識到橫膈膜的
運作，用心掌握每一次吸氣、呼氣，和
兩者之間的空隙。此外，在這個動作
中，腿的擺放方式使得膝蓋不會高於髖
部，坐直也因此變得容易許多。

○**橫膈膜** DIAPHRAGM

○**肋骨六到十** RIBS 6 - 10

○**橫膈膜中央肌腱** CENTRAL TENDON
OF DIAPHRAGM

○**腰椎** LUMBAR SPINE

○**劍突** XIPHOID PROCESS

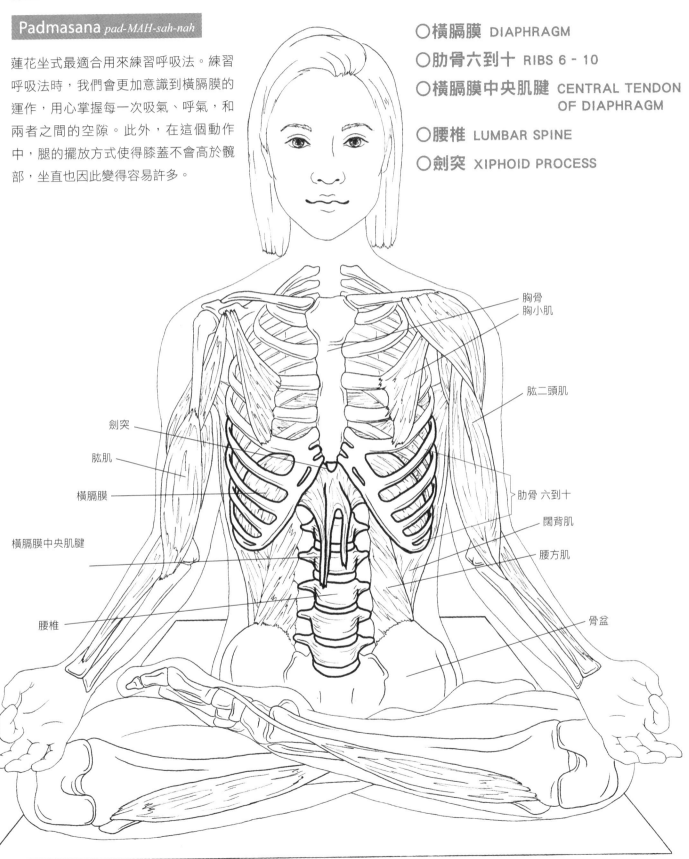

胸骨
胸小肌

肱二頭肌

劍突

肱肌

橫膈膜

橫膈膜中央肌腱

腰椎

肋骨 六到十

闊背肌

腰方肌

骨盆

上軀幹肌肉（後側）

背部十分強壯，能幫助我們完成許多動作，且有助於保護脊椎，這也是為什麼背部的肌肉層較上半身前部多。

不過，雖說這些肌肉在活動裡負責提供力量，好讓我們能舉起重物或完成其他任務，但也因為它們太強壯，使得大家經常直接讓背部出全部的力。沒有人喜歡一個人負起全責，背部肌肉當然也一樣，因此，一定要**適度用上半身前部的力量來平衡**，這一點非常重要。

斜方肌

斜方肌（trapezius）在英文中，通常會被簡寫為「traps」。它大幅覆蓋住上背部、後肩部與後頸部的肌肉，本身是一塊大面積而淺層的肌肉。由於它真的太大塊了，因此分成了上束、中束、下束三個部份；有些人甚至認為，斜方肌應該要分成三種不同的肌肉。

基本上，任何動作都會用到斜方肌。雖然它並不是目前為止最強壯的背部肌肉，但從顱底一直到中背部的任何運動，幾乎都要用到它。

在辨別這塊肌肉時，你以為永遠用不到的高中幾何學本就派上用場了。我自己認為它的外觀看起來像個風箏，而事實上，斜方肌也確實是以它的形狀——斜四邊形——來命名的。

▌位置

斜方肌的起點在顱底和頸椎C7至胸椎T12肩的棘突，這是一個非常大的範圍。終點則在肩峰突與肩胛棘，以及鎖骨的外側部份。它幾乎覆蓋住上背部所有的深層肌肉。

▌功能

斜方肌的功能很多。

在雙側動作中，上束可以延伸頭部和頸部，單側動作時，它們能幫助頭部與頸部旋轉及外彎。除此之外，上束還能協助抬高肩胛骨。而中束可以後縮肩胛骨，並提供穩定。下束則可以壓低肩胛骨。

如同胸大肌一般，上束與下束會行拮抗動作，收縮上束可將肩胛骨向上拉，而收縮下束則會將肩胛骨往下拉。

趣味知識

如果你覺得肩膀按摩很舒服，極可能是斜方肌大幅獲得了放鬆。但不要認為我說的話就是理所當然，要盡可能去多體驗這個論點。

○**斜方肌上束** UPPER FIBERS OF TRAPEZIUS
○**斜方肌中束** MIDDLE FIBERS OF TRAPEZIUS
○**斜方肌下束** LOWER FIBERS OF TRAPEZIUS
○**枕骨** OCCIPITAL BONE
○**肩胛棘** SPINE OF SCAPULA
○**肩峰突** ACROMION PROCESS

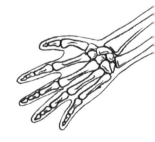

龜式
Tortoise

Kurmasana *koor-MAH-sah-nah*

第一次看到這個姿勢時，我認為自己不可能完成這樣的動作，
但我錯了。

一開始練習龜式時，脊柱只能先彎曲，好嘗試讓那討人厭的膝
蓋越過肩膀，又不能施加太多壓力在手肘上，但此時斜方肌因
而獲得了很好的伸展，而且還能呼吸！隨著越來越多的練習，
只要有足夠的耐心，你就能運用斜方肌的力量，來讓脊椎脫離
屈曲狀態，進而延伸打直脊椎，並且能放鬆地深呼吸。

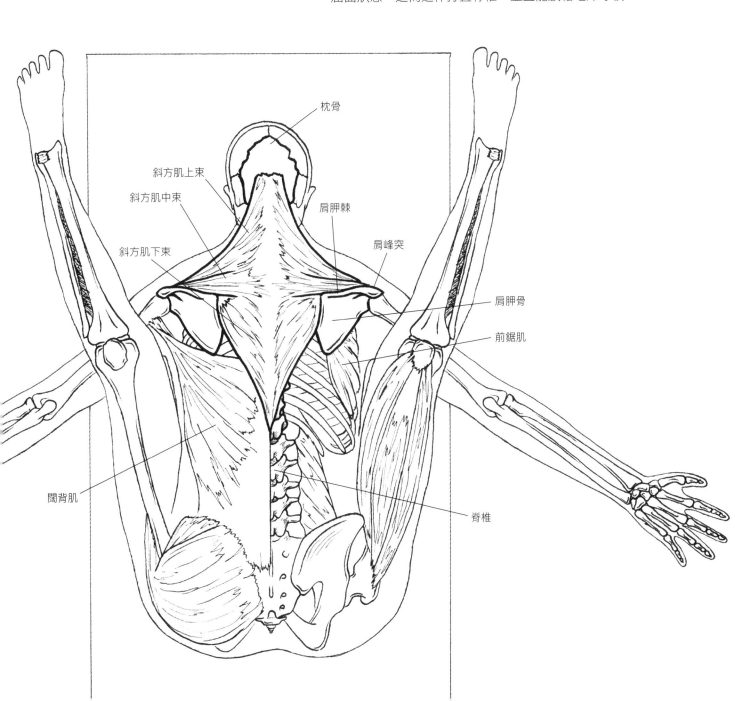

枕骨

斜方肌上束

斜方肌中束

肩胛棘

斜方肌下束

肩峰突

肩胛骨

前鋸肌

闊背肌

脊椎

闊背肌與大圓肌

這些肌肉就像豆莢裡的兩顆豌豆，也就是說，它們非常靠近，並且幾乎有同樣的功能。

闊背肌（latissimi dorsi）在英文中，通常會被簡寫為「lats」，是背部最大、最有力的肌肉。而大圓肌（teres major）常被暱稱為「闊背肌的小幫手」，是闊背肌的迷你版本，面積比闊背肌還要小許多。

大圓肌與小圓肌的位置很近，但前者並不屬於旋轉肌群，千萬不要混淆了。

▊ 位置

闊背肌的起點範圍很大。它開始於髂嵴（iliac crest），一開始是強壯的結締組織，又被稱為胸腰筋膜（thoraco-lumbar aponeurosis），並延續到T6-12和最後幾根肋骨的棘突，而它的終點位在肱骨的小結節。

大圓肌的起點在肩胛骨外側緣，面積小很多，終點就在肱骨小結節處的闊背闊肌肌腱旁邊。

▊ 功能

闊背肌和大圓肌都是盂肱關節強壯的幫手，它們能內旋、內收和伸展手臂。

蛙式
Frog

Bhekasana *beh-KAH-sah-nah*

蛙式備受喜愛的原因，就是它能深度、舒適地伸展髖屈曲肌群和股四頭肌，但你需要先鍛鍊上半身的力量與柔軟度，才能獲得這個姿勢帶來的深度幫助。

雙手伸向後方抓住雙腳時，闊背肌和大圓肌就會發揮它們的專長來幫助你，而如果試著讓手指朝前，盂肱關節處就會深度內旋，它們也會更加賣力。最重要的是，它們還會試著內收來防止手肘向外張開。

○ **闊背肌** LATISSIMUS DORSI
○ **大圓肌** TERES MAJOR
○ **胸椎第6-12節** T6 - T12
○ **髂嵴** ILIAC CREST
○ **肱骨小結節** LESSER TUBERCLE OF HUMERUS
○ **肋骨** RIBS
○ **肩胛骨外下側緣** LATERAL INFERIOR EDGE OF SCAPULA

趣味知識

鍛鍊闊背肌能讓背部變得更寬闊，腰變得更小。當然不是真的變細，而是視覺上看起來如此。

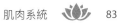

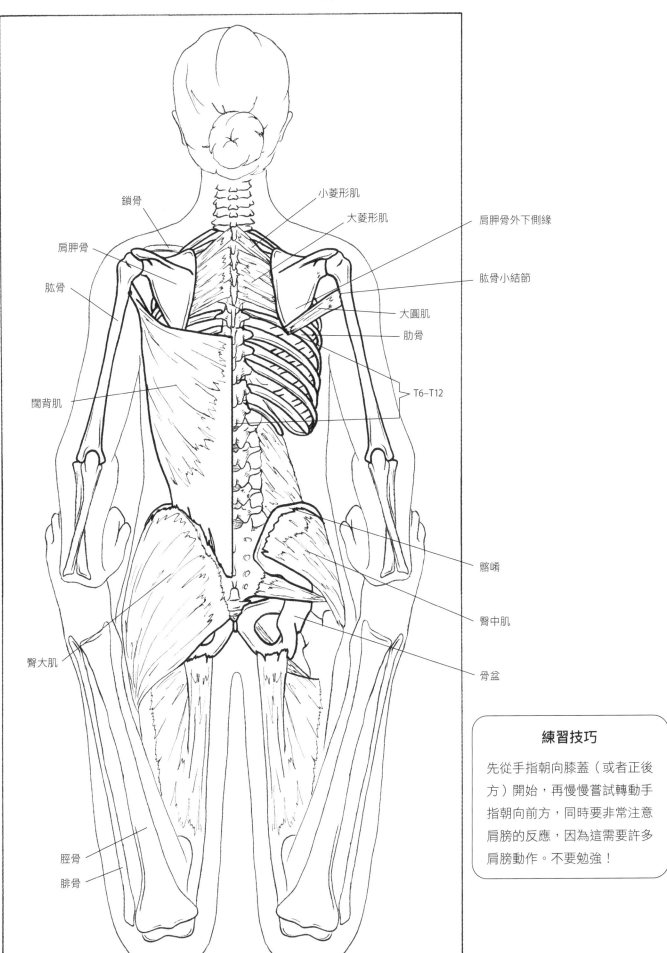

鎖骨

小菱形肌

大菱形肌

肩胛骨外下側緣

肩胛骨

肱骨小結節

肱骨

大圓肌

肋骨

闊背肌

T6–T12

髂嵴

臀中肌

臀大肌

骨盆

脛骨

腓骨

練習技巧

先從手指朝向膝蓋（或者正後方）開始，再慢慢嘗試轉動手指朝向前方，同時要非常注意肩膀的反應，因為這需要許多肩膀動作。不要勉強！

豎脊肌

豎脊肌（erector spinae）是一大群沿著背部垂直延伸的深層肌肉，也有些人會稱它們為「脊側肌肉」（paraspinals），這兩種名稱都非常清楚地描述了這種肌肉的功能和位置，並在坊間被交錯使用。一般而言，豎脊肌又分為三部份：

● 棘肌：最靠近脊椎。

● 最長肌：位於脊椎外側。

● 髂肋肌：位於最長肌的外側。

這些肌肉也經常被描述為姿勢肌，因為它們擁有的「慢縮肌纖維[1]」比例較高，因此能長時間工作且較不易勞損。換句話説，就算你坐著或站著一整天，豎脊肌也沒那麼容易疲勞，真是值得慶幸的一件事啊！

正因慢縮肌纖維占比較高，豎脊肌與其他骨骼肌大為不同。想想看，假如你不得不長時間使用你的闊背肌，那會有多累？傢俱搬運工就是如此。

■ 位置

豎脊肌群的起點位在薦骨後側的結締組織，與背闊肌共用同一片組織，也就是胸腰筋膜。這個肌群有很多肌肉，它們的終點在脊椎的棘突與橫突，以及肋骨後側的多個位置，一直往上至顱底的後頂處。

■ 功能

這些肌肉同心協力完成工作，也就是伸展脊椎。單側運動時，它們也扮演著強而有力的屈曲肌角色。

眼鏡蛇式
Cobra

Bhujangasana *boo-jun-GAH-sah-nah*

眼鏡蛇式裡「抬起胸口」的動作會用到許多肌肉，但主要由豎脊肌群負責（即原動肌），此外，它也是後彎動作中最強壯的肌群。

在任何後彎動作中，都要確保這些肌肉足夠強壯，才能支撐住你的脊椎。背部受傷經常都是因為身體已經在説「不」，但我們的自尊心卻還想更進一步，所以，永遠要傾聽你的身體。

練習技巧

眼鏡蛇式等後彎姿勢有助於鍛鍊豎脊肌，也能啟動其中的快縮肌纖維[2]。試想，與我們能站直的時間相比，我們能夠維持在後彎動作中多久呢？我會將快縮肌纖維想像成短跑選手，爆發力很強，但沒辦法持續太久，反之，慢縮肌纖維就像是馬拉松選手。

---

〔1〕慢縮肌纖維（又稱「紅肌」），顧名思義，就是收縮速度較慢的肌肉纖維，且力量也較小。此外，由於它的微血管數量比其他肌纖維還多，因此具有較高的有氧代謝能力及抗疲勞能力。

〔2〕與慢縮肌纖維相反，快縮肌纖維（又稱「白肌」）的收縮速度通常較快，且力量較大，但較容易疲乏。

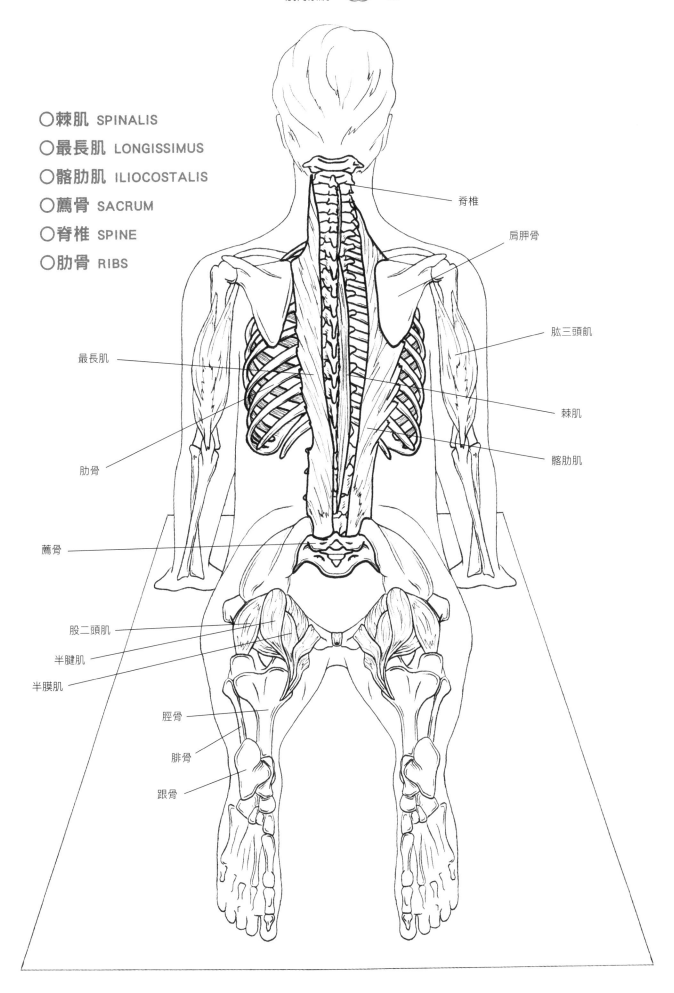

○**棘肌** SPINALIS
○**最長肌** LONGISSIMUS
○**髂肋肌** ILIOCOSTALIS
○**薦骨** SACRUM
○**脊椎** SPINE
○**肋骨** RIBS

脊椎

肩胛骨

肱三頭飢

棘肌

髂肋肌

最長肌

肋骨

薦骨

股二頭肌

半腱肌

半膜肌

脛骨

腓骨

跟骨

下軀幹肌肉與核心肌群

我們將在這一部份深入探討構成核心與腹部肌群的肌肉，這些較深層的肌肉，能使我們的核心有力和穩定。此外，身體下部不像胸腔一樣有骨頭包圍，因此有更多的淺層肌肉來幫助保護腹腔器官。

腰肌與髂肌

各位，現在掌聲來歡迎我們的腰肌（psoas，發音為SO-ahs），這也許是身上最被低估的肌肉。

提到核心和腹部力量時，多數人首先想到的通常是腹直肌（rectus abdominis），也就是所謂的六塊肌。【請參考第90頁】

雖然腹直肌確實發揮了很強大的支撐作用，但別搞錯了，腰肌才是巨星。它是一種深層肌肉，連接我們的腿部和軀幹。腰肌與髂肌一路相連，形成一個強大的共同肌腱。這兩塊肌肉會被合稱為「髂腰肌」（iliopsoas），就是因為兩者有著如此緊密的關係。

▌位置

腰肌的起點位在T12–L5的橫突。髂肌起點則在髂窩處的髂嵴前側表面。腰肌和髂肌形成一個共同的肌腱，終點位於股骨的小轉子處。

▌功能

這些是我們身上最強壯的髖部屈肌，也能幫助髖部外旋和內收，但最主要是負責髖部屈曲。它們會將股骨拉向軀幹，也能將軀幹拉向股骨，甚至還可以同時進行這兩種動作。

駱駝式
Camel

Ustrasana *oosh-TRAH-sah-nah*

雖說我相信強大的核心會讓所有動作都變得更容易，但這種力量還需要與柔軟度互相平衡才行。

既然你已經知道，髂腰肌是身上最強壯的髖部屈肌，若想讓它好好伸展，那就應該伸展你的髖部。在駱駝式中，髖部後傾並內旋就能穩住身體，好讓脊椎可以深度伸展。對了，在做這個姿勢時，要注意確保下背部放鬆喔！

○**腰大肌** PSOAS MAJOR
○**腰小肌** PSOAS MINOR
○**髂肌** ILIACUS
○**胸椎第12-15節** T12 - L5
○**髂嵴** ILIAC CREST
○**小轉子** LESSER TROCHANTER

趣味知識

大約百分之四十的人才有腰小肌（psoas minor），所以我們每個人都有的腰肌，才會被區分為腰大肌和腰小肌。

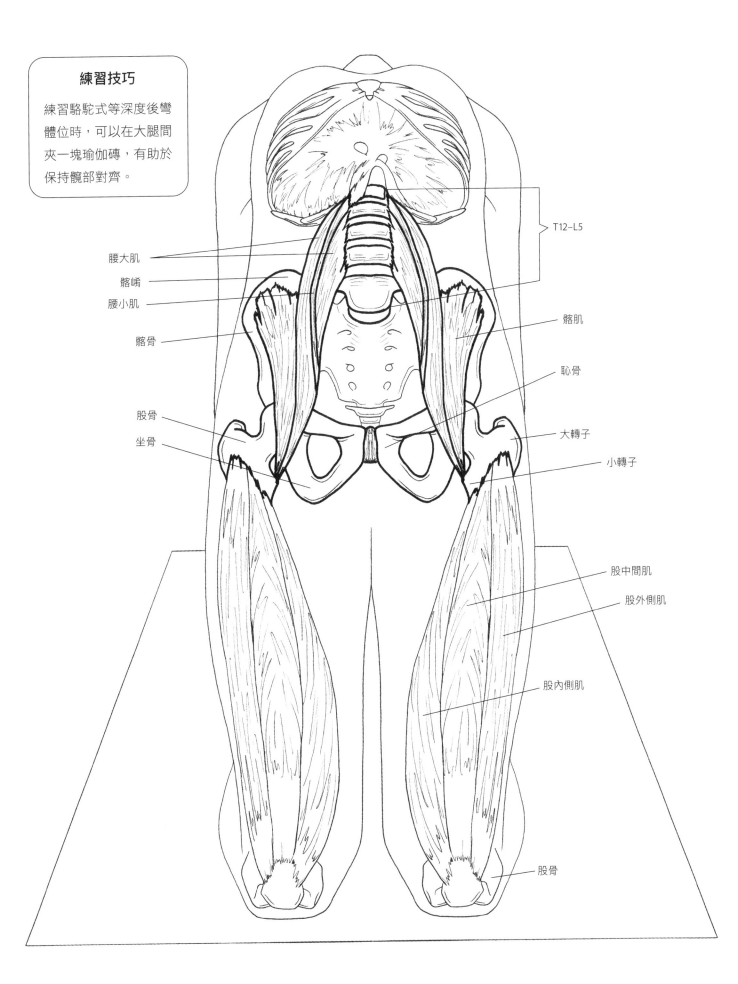

練習技巧

練習駱駝式等深度後彎體位時，可以在大腿間夾一塊瑜伽磚，有助於保持髖部對齊。

T12–L5

腰大肌

髂嵴

腰小肌

髂骨

股骨

坐骨

髂肌

恥骨

大轉子

小轉子

股中間肌

股外側肌

股內側肌

股骨

腰方肌

這是你下背部深處的一塊核心肌肉，不可不知。腰方肌（quadratus lumborum, QL）能穩定腰椎，但也經常被指控為**慢性下背痛的來源**，如果過度使用它，周圍的肌肉又力量不足的話，它就會發出警訊。

▋ 位置

腰方肌的起點位於後側髂嵴，終點在L1-L4的橫突，或腰椎和最後一根肋骨（肋骨十二）。

▋ 功能

當腰方肌開始活動時，它會進行單側運動來側彎脊椎，將髖部向上往旁邊抬。如果是雙側活動，它則能幫助脊椎伸展。與最後一根肋骨連接的腰方肌若保持在原位，這時它便可以在強力吐氣（forced exhalation）[1] 的活動中起到輔助作用。

嬰兒式
Child's Pose

Balasana (bah-LAH-sah-nah)

這是最能放鬆腰方肌的動作，也是很多人都蠻喜歡的姿勢，因為做起來可謂毫不費力，但在姿勢中須保持有意識的呼吸，才能幫助你大幅打開背部的肌肉，感覺非常棒。

○**腰方肌** QUADRATUS LUMBORUM
○**髂嵴** ILIAC CREST
○**腰椎第1-4節** L1 - L4
○**肋骨十二** RIB 12

> ### 練習技巧
>
> 嬰兒式需要深度膝蓋屈曲，如果你的髖部部無法舒適地放在腳後跟上，可以在膝蓋下方墊一些柔軟的東西，好讓髖部可以休息，腰方肌也能放鬆。

趣味知識

如果腰方肌太僵硬，會顯得其中一條腿好像比較短，但其實這是因為其中一邊的髖部被拉得比另一邊高，也難怪人們常稱這條肌肉為「抬髖肌肉」。

---

〔1〕這個動作是先做自然吸氣，然後再將氣體從鼻子急速呼出。

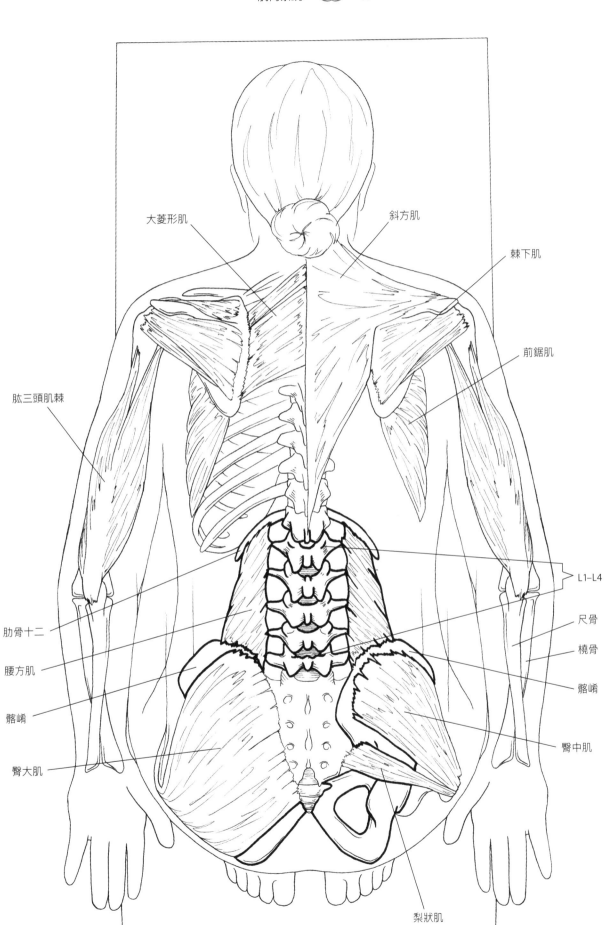

大菱形肌

斜方肌

棘下肌

前鋸肌

肱三頭肌棘

L1–L4

肋骨十二

尺骨

腰方肌

橈骨

髂嵴

髂嵴

臀中肌

臀大肌

梨狀肌

腹直肌

腹直肌（rectus abdominis）就是著名的「六塊肌」。它是一個巨大的淺層肌肉，沿著腹腔前側向上延伸，並且兩兩成對。

如果看得更仔細，你就會發現它其實不只有六塊，所以更好的說法應該是「十塊肌」，因為腹直肌一共有十塊不同的肌肉。每個人都有這些肌肉，只是有些人喜歡讓它們的線條更明顯！

▌ 位置

腹直肌的起點位在恥骨聯合和內側恥骨處，一路延伸至胸骨和肋骨五到七的劍突為止。

▌ 功能

腹直肌是「坐起來」時會用到的肌肉，能屈曲腰椎。

當它固定時，也就是將終點和朝起點拉近，就能使肋骨朝骨盆靠近。而當肋骨固定時，它則能使骨盆朝肋骨靠近。如果骨盆和肋骨兩者都沒有固定時，腹直肌就能同時拉動它們。除此之外，腹直肌也是一種強有力的姿勢肌，能輔助吐氣。

趣味知識

說起核心訓練，大多數人想到的，都是要練出六塊肌。然而，**腹直肌並不是核心肌肉**，它們沒有那麼深層。

仰臥英雄式
Reclining Hero

Supta Virasana *SOOP-tah veer-AH-sah-nah*

做仰臥英雄式，是讓腹直肌展現力量的大好機會，髖部屈肌群會試著在這個動作中好好伸展，不過，要是它們本身太過緊繃，就可能面臨粗體脊椎過度伸展的風險。腰椎盡量不要彎曲，腹直肌必須靈活，才能使腰椎不至於過度伸展。

如果你平時常做腹肌訓練來強健腰大肌等深層髖部屈肌，但卻沒有好好伸展它們（就像我去健身的那段時間一樣），練習仰臥英雄式可能會讓你吃足苦頭。你可能會需要使用輔具來支撐脊椎一段時間，直到身體前側逐漸打開。

○ **腹直肌** RECTUS ABDOMINIS
○ **恥骨聯合** PUBIC SYMPHYSIS
○ **骨盆** PELVIS
○ **內側恥骨** MEDIAL PUBIC BONE
○ **劍突** XIPHOID PROCESS
○ **肋骨五到七** RIBS 5 - 7

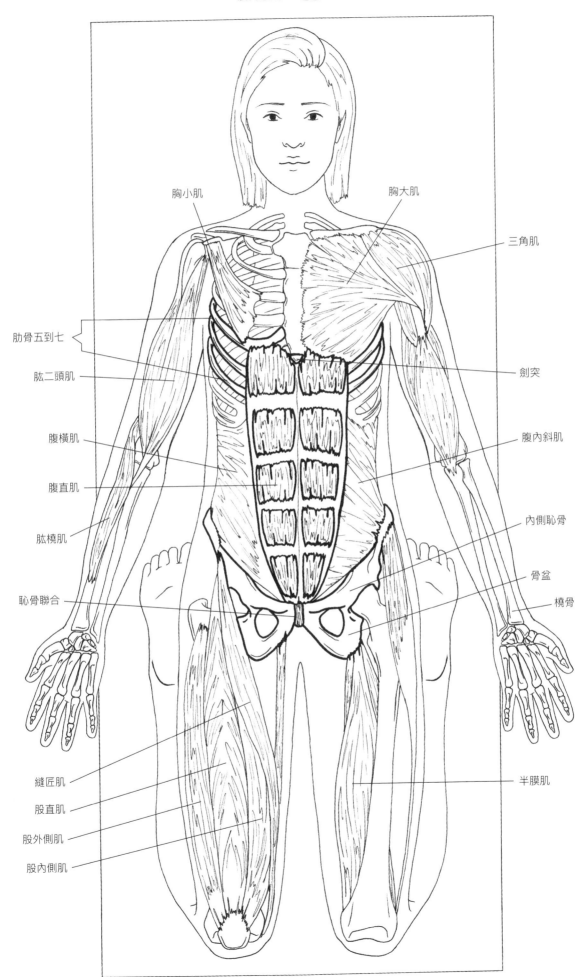

胸小肌

胸大肌

三角肌

肋骨五到七

劍突

肱二頭肌

腹橫肌

腹內斜肌

腹直肌

肱橈肌

內側恥骨

骨盆

恥骨聯合

橈骨

縫匠肌

半膜肌

股直肌

股外側肌

股內側肌

腹橫肌

雖然腹橫肌（transverse abdominis）比較少受到討論，但它也是一種核心肌肉。它是下背部很重要的一群穩定肌肉，是最深層的腹肌。就像旋轉肌群能在手臂運動時，穩定住盂肱關節，腹橫肌也能穩定下脊椎。

▍位置

基本上，腹橫肌位於腹直肌深處並包裹著腰部，較寬的那一側起點從髂骨一直到腹股溝韌帶（inguinal ligament）[1]，然後繼續沿著胸腰筋膜，延伸到肋骨七到十二後側的肋軟骨。而它的終點在白線（linea alba），這是一條沿著腹部中央延伸的結締組織線，腹肌輪廓分明的人身上很容易就能看到。

▍功能

腹橫肌是一種深層核心穩定肌肉，壓縮軀幹和肋骨，並幫助腹部器官保持在原位。練習深呼息時，它也會發揮功能。

趣味知識

腹橫肌的暱稱是「束腹肌」，因為它把所有器官都包覆起來。此外，它也核心控制的一部份，要善加使用！

英雄式一
Warrior I

Virabhadrasana I *veer-ah-bah-DRAH-sah-nah*

英雄式一裡最有挑戰性的動作，就是要盡可能讓髖部朝前並保持穩定。

由於前面那條腿的髖部處於屈曲狀態，後方腿的髖部則處於伸展和內旋狀態，這真的會是一大挑戰。在這個動作中，腹橫肌可以成為你的得力助手。另外，將肚臍向後拉往脊椎的方向，尾骨則往下指向地面，這樣便能感覺到腹橫肌在發揮作用。

○**腹橫肌** TRANSVERSE ABDOMINIS
○**髂嵴** ILIAC CREST
○**韌帶** INGUINAL LIGAMENT
○**肋骨七到十二** RIBS 7 - 12
○**髂骨前上棘** ANTERIOR SUPERIOR ILIAC SPINE (ASIS)
○**白線** LINEA ALBA
○**恥骨** PUBIS

練習技巧

強壯又醒目的腹肌可不是練習瑜伽的目標，雖然有些人確實會練出肌肉，但這並非我們鍛鍊成果或核心力量的指標。無論年紀大小，每個人都應該要練習一些強化核心的動作，這樣才能維持身體的力量和平衡。學生在課堂上要求我教他們「核心訓練」時，我都會默默露出微笑。:-)

---

〔1〕腹股溝韌帶是一種連接恥骨與髂骨前上棘 (anterior superior iliac spine, ASIS) 的緻密帶狀結締組織。

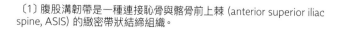

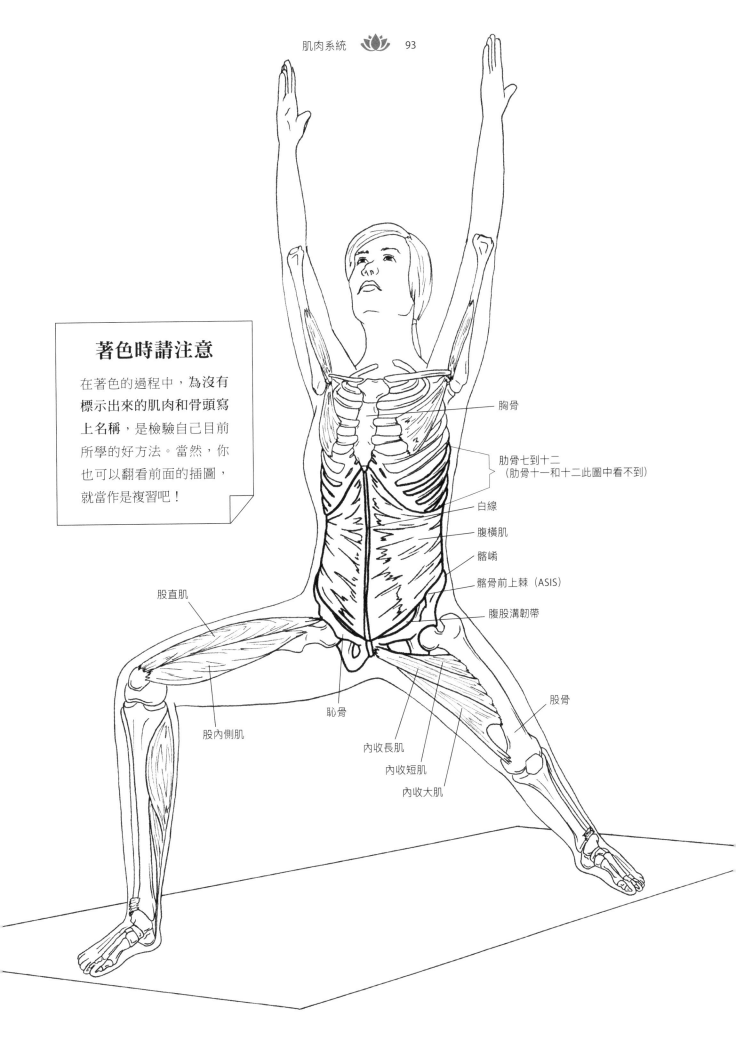

著色時請注意

在著色的過程中,為沒有**標示出來的肌肉和骨頭寫上名稱**,是檢驗自己目前所學的好方法。當然,你也可以翻看前面的插圖,就當作是複習吧!

胸骨

肋骨七到十二
(肋骨十一和十二此圖中看不到)

白線

腹橫肌

髂嵴

髂骨前上棘(ASIS)

腹股溝韌帶

股直肌

恥骨

股骨

股內側肌

內收長肌

內收短肌

內收大肌

腹內斜肌與腹外斜肌

這些肌肉有好幾層，沿著身體外側往腹腔前側延伸，並朝相反的方向斜著生長。我把這些肌肉想像成籃網，當然它們實際上並沒有編織在一起，但這個想法能讓你對肌肉纖維的方向有一些概念。

▊ 位置

腹外斜肌是淺層肌肉，起點在肋骨五到十二之間，它的肌肉纖維向下延伸，並止於白線與髂棘前側。腹內斜肌較外斜肌深層，起點位於髂峰前側、腹股溝韌帶與胸腰筋膜處，並向上延伸，止於肋骨九到十二及白線間。

▊ 功能

雙側運動時，它們有助於彎曲脊椎。而單側運動中，腹內斜肌與腹外斜肌則都能幫助脊椎外屈及旋轉。

當脊椎旋轉的時候，這些肌肉的活動方式非常有趣。假如脊椎向右旋轉，右邊的腹內斜肌和左邊的腹外斜肌會收縮，進而讓脊椎往右旋轉。也就是說，收縮其中一側腹內斜肌，就能讓脊椎往那一側旋轉，而收縮其中一側腹外斜肌，則會往相反的方向旋轉。是不是很酷呢？

趣味知識

輪廓分明的腹外斜肌會在下腹部形成獨特的V字形，那些體脂肪很少的人通常都會炫耀這個形狀。

側棒式變化
Side Plank Variation

Visvamitrasana *vish-vah-mee-TRAH-sah-nah*

側棒式變化的梵文，是以瑜伽聖哲毗斯瓦蜜多羅（Visvamitra）為名。這也是一種進階瑜伽姿勢，可以直接鍛鍊到我們的核心，許多第一次練習這個姿勢的人，很快就會發現這一點。

腹內斜肌與腹外斜肌，必須非常努力地使髖部和身體保持抬高狀態，並抵抗地心引力。然而，腹內斜肌與腹外斜肌還也同時必須要很好地伸展開來，才能充分做出這個姿勢。

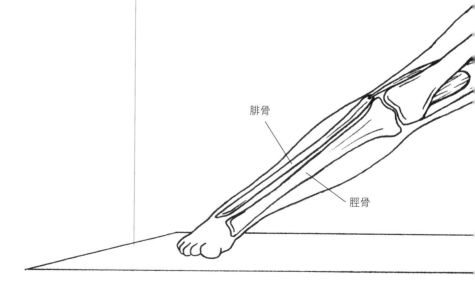

腓骨

脛骨

○**腹內斜肌** INTERNAL OBLIQUE
○**腹外斜肌** EXTERNAL OBLIQUE
○**肋骨五到十二** RIBS 5-12
○**白線** LINEA ALBA
○**髂嵴** ILIAC CREST
○**髂骨脊** SPINE OF ILIUM

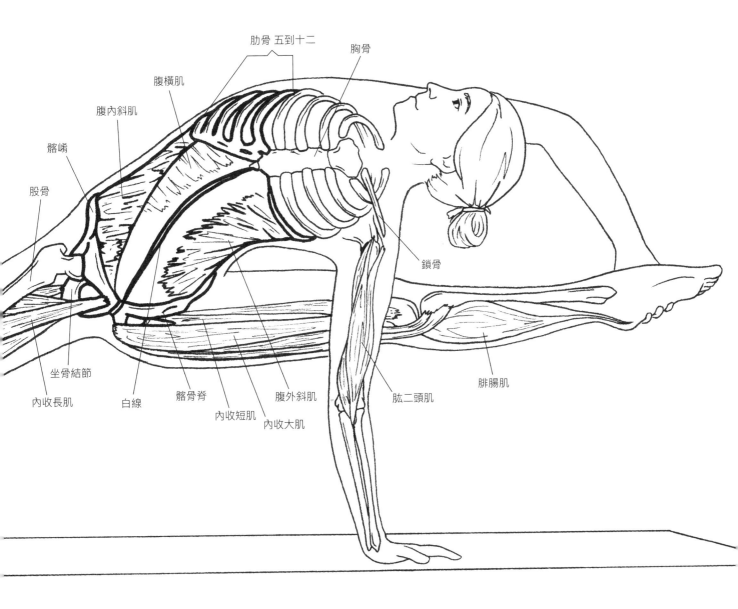

骨盆肌肉

接下來，我們要來認識坐姿中身體最強壯的肌肉，以及它們的得力助手，這些肌肉可以移動我們的骨盆和腿部。

臀肌群

這些就是構成臀部的肌肉，一共有三塊，光是從「大肌」這個名稱，就可以知道一定會有「小肌」還有「中肌」。它們呈扇形覆蓋後側髖部，使臀部成形。

這個部位也可能會很緊繃，英文俚語會以「屁股痛」（pain in the ass）來形容討厭鬼或麻煩事，這可是其來有自的。以下是我們的三塊臀肌：

● **臀大肌**：臀大肌（gluteus maximus）是一種淺層肌肉。要記得，淺層不代表沒有價值，而它，就是前面提到身上最強壯的肌肉，只是剛好比較靠近皮膚而已。

● **臀中肌**：臀中肌（gluteus medius）位在臀大肌上側纖維之下，並且呈扇形包覆後側髖部。雖然不如旁邊的臀大肌來得強壯，但仍是很有力的肌肉，能輔助使力。

● **臀小肌**：至於臀小肌（gluteus minimus），別被它的名字騙了，這塊肌肉一點也不渺小，它是一種深層又有力的肌肉。

▌位置

臀大肌的起點位於尾骨，沿後側薦骨邊緣向上到達髂嵴，範圍很大。它並沒有一個明確的終點，更確切地說，它有點像是髂脛束的變形，在大轉子下方附著於股骨上。

而臀中肌的起點，則為在臀大肌起點髂骨肌群表面的附近，它在髂嵴下方朝身體側邊延伸，終點位在股骨大轉子。臀中肌主要是淺層肌肉，藏在臀大肌底下的區域除外。

最後一塊是臀小肌，它位於臀中肌的深處；臀中肌起點的髂骨肌群表面附近下方，就是臀小肌的起點，終點則在大轉子的前側表面。

▌功能

臀大肌通常被稱為**「行走」肌肉**，它是最強壯的髖部伸展肌，行走的每走一步都會用到它。此外，它還能外旋

髖部，因為它的面積很大，較下方的肌纖維會輔助髖關節內收，較中、上方的纖維則能幫助髖關節外展。最重要的是，它就是我們最有力的髖部伸展肌。

而當所有肌纖維一起運作時，臀中肌就是最強壯的外展肌。臀中肌後側肌纖維運作時，能幫助髖部伸展與外旋。若是前側肌纖維運作，功能則相反，可以幫助髖部屈曲與內旋。

臀小肌則是髖關節外展、屈曲和內旋的協同肌。

犁式
Plow

Halasana *hah-LAH-sah-nah*

犁式是一種能讓臀大肌獲得大幅伸展的好動作，並能防止「屁股僵硬」。當我們將雙腳抬起並越過頭頂，來到深度髖部屈曲位置時，臀大肌將獲得大量的呼吸空間。臀中肌（前側纖維）和臀小肌能幫助保持髖部屈曲。

犁式基本上和立姿前彎式一樣，只是方向不同。在這個動作中，頭部和頸部會承受更多的重量，要確保在動作中感到舒適，犁式不該讓你「脖子痛」。

- ○ **臀大肌** GLUTEUS MAXIMUS
- ○ **臀小肌** GLUTEUS MINIMUS
- ○ **臀中肌** GLUTEUS MEDIUS
- ○ **薦椎** SACRUM
- ○ **尾椎** COCCYX
- ○ **大轉子** GREATER TROCHANTER
- ○ **髂脛束** ILIOTIBIAL (IT) BAND
- ○ **骨盆** PELVIS

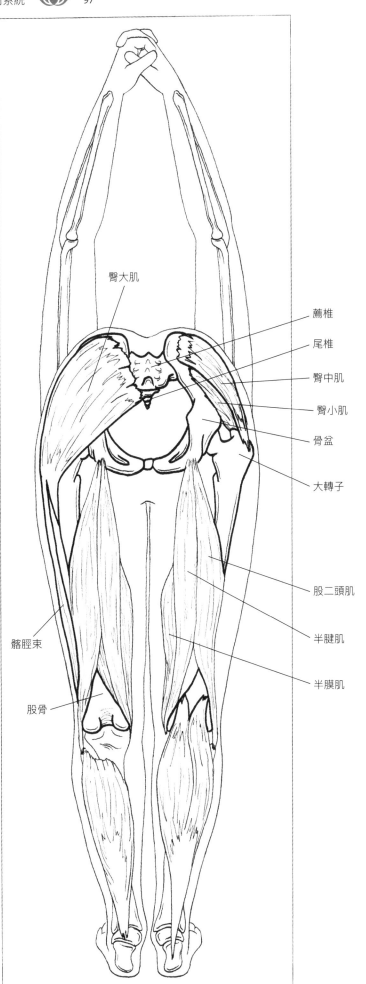

臀大肌

薦椎

尾椎

臀中肌

臀小肌

骨盆

大轉子

股二頭肌

半腱肌

半膜肌

髂脛束

股骨

梨狀肌與「深層六塊肌」

梨狀肌（piriformis）是所有瑜伽練習者不可不知的肌肉；它是髖部最強壯的外旋肌肉，但並非獨自運作。

我們還有另一組六塊肌，負責外側扭轉髖部的梨狀肌也包含在其中。這個肌群通常被稱為「深層六塊肌」（deep 6），雖然其他五塊肌肉也值得認識，不過梨狀肌是最多動作需要用到的肌肉。另外五塊肌肉分別為閉孔內肌、閉孔外肌、孖下肌、孖上肌，以及股方肌。

■ 位置

梨狀肌的起點位於薦骨前側表面，終點則在大轉子。

■ 功能

好，就讓我再強調一次，這是我們最強壯的髖部外旋肌肉。髖部屈曲時，它也有助於髖部外展。現在你知道它的位置和功能了，因此也知道，要拉伸這塊肌肉，就要選擇內收髖部的動作，並讓大轉子遠離薦骨。

練習技巧

梨狀肌與坐骨神經之間的關係，可謂既微妙又惱人。

大多數人的坐骨神經都會深入到梨狀肌，如果梨狀肌緊繃，就會壓迫到神經並造成疼痛，而練習瑜伽對此大有幫助。

著重於伸展梨狀肌的姿勢可以釋放肌肉，減輕坐骨神經的壓力，並緩解疼痛。要注意，如果疼痛是從下背部開始，就可能是神經根遭到壓迫的跡象，這比肌肉緊繃要糟糕得多。

○ **梨狀肌** PIRIFORMIS
○ **薦椎** SACRUM
○ **大轉子** GREATER TROCHANTER
○ **孖上肌** GEMELLUS SUPERIOR
○ **閉孔內肌** OBTURATOR INTERNUS
○ **孖下肌** GEMELLUS INFERIOR
○ **股方肌** QUADRATUS FEMORIS
○ **閉孔外肌** OBTURATOR EXTERNUS

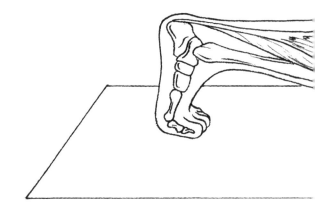

單腿鴿王式
One-Leg Royal Pigeon

Eka Pada Rajakapotasana
eh-KAH pah-DAH rah-JAH-kah-poh-TAH-sah-nah

許多瑜伽練習者都認為鴿王式是**拉伸梨狀肌的最佳姿勢**，其實沒錯，只是要做到正確的變化。

多數人首次練習這個體位時，前面那條腿的膝蓋要完全屈曲，並朝向瑜伽墊的中間。換句話說，我們會內收與內旋前腿的髖部，這就會拉伸梨狀肌。

不過大家沒有意識到的是，當更深入動作時，前膝的位置會發生變化——膝蓋朝向瑜伽墊邊緣，使髖部外展與外旋——如此，我們才能鍛鍊到梨狀肌。

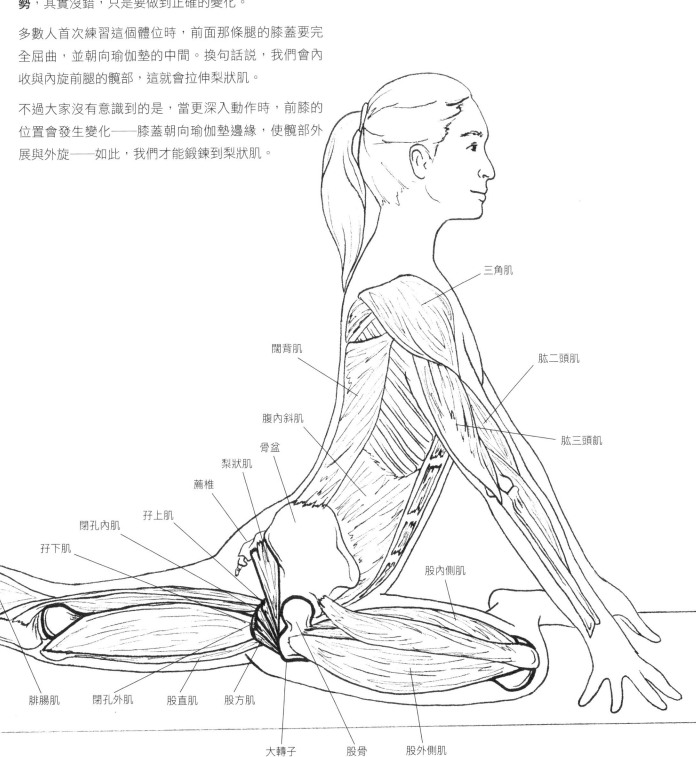

三角肌

闊背肌

肱二頭肌

腹內斜肌

肱三頭肌

骨盆

梨狀肌

薦椎

孖上肌

閉孔內肌

股內側肌

孖下肌

腓腸肌　閉孔外肌　股直肌　股方肌

大轉子　　股骨　　股外側肌

闊筋膜張肌

闊筋膜張肌（tensor fasciae latae, TFL）是一種淺層肌肉，並有強壯的筋膜。雖然相較於附近的臀肌群和股直肌，它的面積很小，但它能幫助移動腿部。順帶一提，我第一次認識這種肌肉的時候，覺得它的名字聽起來像某種星巴克賣的奇特飲料。偷偷説，我至今還是稱它為「咖啡肌」。

瞭解解剖學和瑜伽知識的另一個好處，就是可以學到新的語言。事實上，它的原文名稱，就如同多數肌肉一樣是源自拉丁文。「tensor」意為擴展，「fascia」就是筋膜，而「latae」則指側邊的意思。

▍位置

由於它的名稱裡有「筋膜」，你就知道這是一些強壯的結締組織。闊筋膜張肌是一種淺層肌肉，起點大約在臀中肌位於髂嵴的終點附近，一路延伸髂骨前上棘的正後側。就如同它的鄰居臀大肌，闊筋膜張肌的終點會變形或轉變為髂脛束。

▍功能

闊筋膜張肌在髖部有三個工作，它能幫助外展、屈曲和內旋髖部。

三角伸展式

Extended Triangle

Utthita Trikonasana
oo-TEE-tah trik-oh-NAH-sah-nah

就像許多瑜伽體位，完成三角式也需要許多肌肉的參與。有的肌肉會使力，有的被拉伸，有的負責保持穩定，而有些則只要試著保持放鬆就好。

由於前髖部將會處於外展、外旋和屈曲狀態，同時在三個活動面上運動，闊筋膜張肌有很多任務要完成。在前腿，它是髖部屈曲和外展的協同肌，但也得協助一下外旋，可能還得負責將前腿膝蓋向內拉。總之，它很忙。當你調整前膝的位置，使之與腳趾對齊時，可以感受一下髖部的運作。

練習技巧

許多人會過度使用這塊肌肉，像三角伸展式這樣的站姿體位，就需要用到很大的肌肉力量。為了讓這塊肌肉獲得良好的伸展，我們得多練習一些需要將腿部內收、伸展和內旋的體位。

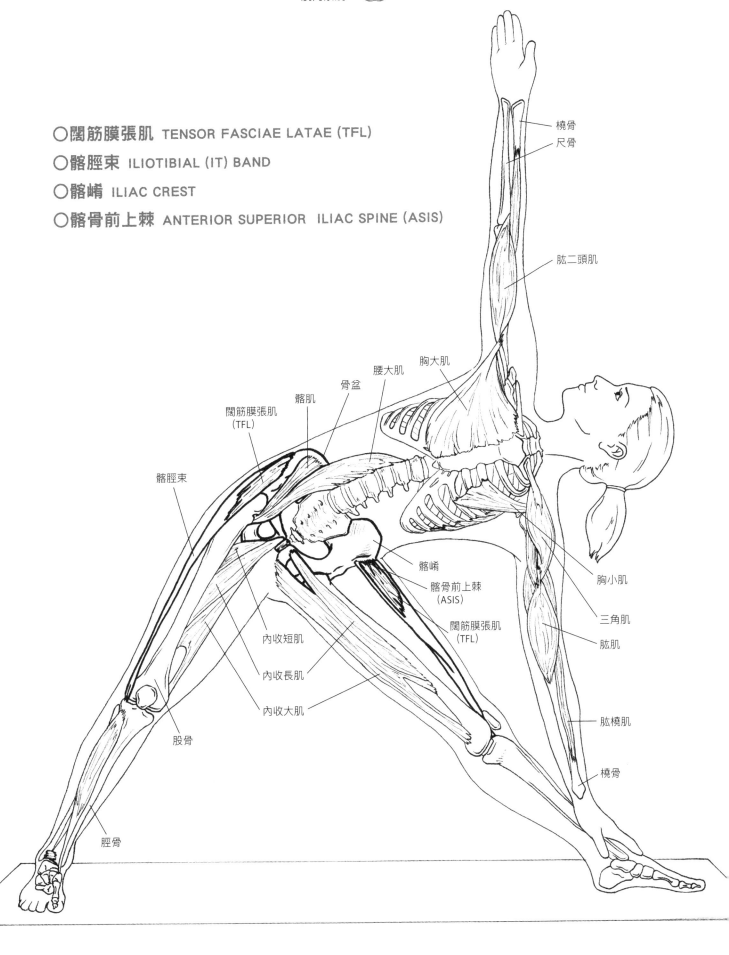

○闊筋膜張肌 TENSOR FASCIAE LATAE (TFL)
○髂脛束 ILIOTIBIAL (IT) BAND
○髂嵴 ILIAC CREST
○髂骨前上棘 ANTERIOR SUPERIOR ILIAC SPINE (ASIS)

橈骨
尺骨
肱二頭肌
腰大肌
胸大肌
骨盆
髂肌
闊筋膜張肌
（TFL）
髂脛束
髂嵴
髂骨前上棘
（ASIS）
闊筋膜張肌
（TFL）
胸小肌
三角肌
肱肌
內收短肌
內收長肌
內收大肌
肱橈肌
橈骨
股骨
脛骨

前腿肌肉

前腿的肌肉是身體中最長也最強壯的肌肉之一，它們唯一的工作是讓腿移動；不像其他肌群還有別的功能（如幫助保護器官或輔助呼吸），腿部的肌肉只負責讓我們走動。

股四頭肌

顧名思義，股四頭肌（quadriceps）由四塊肌肉組成。這個字在拉丁文裡，意思就是有「四個頭」。

股四頭肌包含了：

- **股直肌（rectus femoris）**：在這個肌群中最強壯有力。

- **股外側肌（vastus lateralis）**：顧名思義，這種肌肉更靠近身體外側，而且「面積較大」。

- **股內側肌（vastus medialis）**：這塊肌肉的面積也較大，並且靠近身體中線。

- **股中間肌（vastus intermedius）**：這塊肌肉是肌群中位置最深的，大約位在其他肌肉中間，當然面積也較大。

▌位置

股直肌的起點在髂前下棘（anterior inferior iliac spine，簡稱AIIS，即身體前部、腰部以下的突出部位裡，其中較小的一塊突起物）另外，股外側肌與股內側肌起始於股骨後外側的長條（骨幹）處，而股中間肌的起點位置，相對於前兩者，較靠近股骨前側。

雖然它們的起點分成四塊，但它們沿著大腿前側生長，最後在同一個肌腱被連接起來，這段肌腱就恰如其分地被命名為股四頭肌腱。

順帶一提，髕骨（也就是膝蓋骨）正好嵌在這段肌腱裡。而從髕骨處開始，這段肌腱就被稱為髕骨肌腱，但也有人說這是一條韌帶。總之，這條肌腱（或韌帶）附著在脛骨粗隆上，也就是小腿脛頂部的小突起。

▌功能

股四頭肌是一個肌群，它們會齊心協力地收縮來伸展膝蓋，把腿伸直。若要拉伸股四頭肌，做相反動作就可以了，可以在彎曲膝蓋時伸展髖部。股直肌是這個肌群中，唯一附著於骨盆的肌肉，也是肌群中唯一的髖部屈肌。

縫匠肌

我認為縫匠肌（sartorius）永遠都是個「配角」，因為它不是任何動作的原動肌，永遠只能扮演協同肌的角色；它沒辦法啟動動作，確總是在一旁提供協助。然而，縫匠肌還有另外一個特色，那就是：它是身體中最長的肌肉。

▌位置

縫匠肌穿過髖關節和膝關節，起點位於髂前上棘。髂前上棘（ASIS）可說是我們在髖部最熟悉的地方，而縫匠肌就位在它的上面，或者說高於髂前上棘。縫匠肌的終點，則在脛骨近端內側。

▌功能

縫匠肌有助於屈曲、外旋與外展髖部，也能幫助彎曲膝蓋，並內旋彎曲的膝蓋。

趣味知識

縫匠肌在拉丁文中，意為「裁縫師」。坐著或盤腿時，縫匠肌能幫助彎曲的膝蓋內旋，使腳踝能放在另一條腿的膝蓋上，就像古時裁縫師的動作一樣。不過，現在的裁縫師都弓著背使用縫紉機，非常需要多練瑜伽！

分腿前彎式
Wide-Legged Forward Bend

Prasarita Padottanasana
pra-sa-REE-tah pah-doh-tahn-AHS-anna

分腿前彎式是一個很棒的動作，呈現出強而有力的股四頭肌是如何運作，它能讓膝蓋保持打直，使大腿內側和腿的後側獲得很好的伸展。股直肌與縫匠肌都能夠幫助骨盆向前傾斜，以加深前彎動作。

- ○ 股直肌 RECTUS FEMORIS
- ○ 股內側肌 VASTUS MEDIALIS
- ○ 股中間肌 VASTUS INTERMEDIUS
- ○ 股外側肌 VASTUS LATERALIS
- ○ 縫匠肌 SARTORIUS
- ○ 股四頭肌肌腱 QUADRICEPS TENDON
- ○ 髂前上棘 ANTERIOR SUPERIOR ILIACSPINE (ASIS)
- ○ 髂前下棘 ANTERIOR INFERIOR ILIAC SPINE (AIIS)
- ○ 髕骨肌腱 PATELLAR TENDON
- ○ 脛骨粗隆 TIBIAL TUBEROSITY
- ○ 股骨 FEMUR
- ○ 脛骨 TIBIA

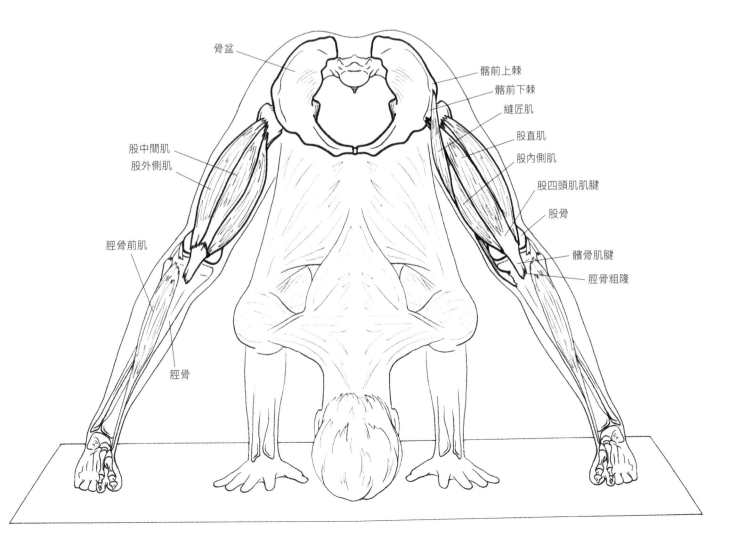

脛骨前肌

多數人沒聽説過這種肌肉，但我認為每個人都應該知道它！脛骨前肌（tibialis anterior）是位於小腿前側一塊強壯的肌肉，我們邁出的每一步中，它都發揮重要的作用。

脛骨前肌如果沒有力了，我們可能就會被自己的腳絆倒。事實上，許多人認為老年人跌倒就是脛骨前肌無力。如果這塊肌肉過於緊繃，則可能會導致脛前疼痛（shinsplints），症狀是脛骨周圍的肌肉發炎。與所有肌肉一樣，它的力量與柔軟度應該保持平衡。

▊ 位置

脛骨前肌的起點在外側脛骨的近端前側，終點在內楔骨內側，這是足部與第一蹠骨相連的一塊小骨頭。這塊肌肉從小腿近端外側延伸到足部內側，肌腱覆蓋並越過脛骨。它的肌體（belly）則在脛骨外側。

▊ 功能

收縮時，脛前肌會在腳踝處屈曲，並使跟骨內翻。意即，它能屈曲足部，並轉動腳跟。

趣味知識

只要屈曲足部，就能感覺到這塊肌肉。將手放在脛骨外側，你就摸到它在跳動。看看你能不能沿著肌體摸到肌腱，或許還能感覺到它越過脛骨的地方，接著延伸至內側足弓。

花環式
Garland

Malasana *ma-LAH-sah-nah*

花環式是鍛鍊這塊肌肉的好方法。要進入深蹲動作時，腳踝必須保持深度背側屈曲。這塊肌肉經常很無力，如果要讓它保持強壯，就要練習深蹲！

為了更清楚地看到這些肌肉，並凸顯腳踝深度背屈，下頁的圖以膝蓋併攏、雙腳朝向前方的樣貌，來呈現這個體位。

○**脛骨前肌** TIBIALIS ANTERIOR
○**脛骨** TIBIA
○**內楔骨** MEDIAL CUNEIFORM

練習技巧

你可以嘗試靠牆練習花環式：將脊椎依靠在牆面上，雙腳慢慢踏步往前；雙腳離牆面越遠，動作就越輕鬆。保持雙腳與髖部的距離，腳趾朝向前方並慢慢彎曲膝蓋，而膝蓋在彎曲時也要與腳趾朝向相同方向。

腳後保持著地，脊椎慢慢靠著牆面往滑下，看看在腳後跟開始抬起來之前，你能蹲得多低。這是鍛鍊脛前肌的好方法，可以在不摔倒的前提下進行更深的下蹲動作！

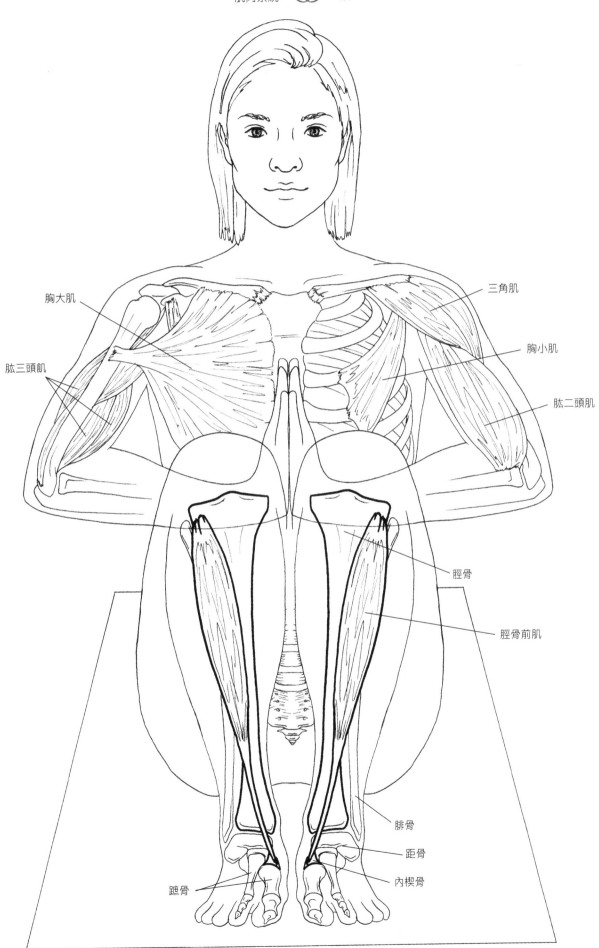

胸大肌

三角肌

肱三頭肌

胸小肌

肱二頭肌

脛骨

脛骨前肌

腓骨

距骨

內楔骨

蹠骨

後腿肌肉

接下來，我們要認識腿部後側最表層的肌肉，也就是鼎鼎大名的大腿後肌、小腿肚，以及沒那麼有名的比目魚肌。練習瑜伽體位時，一定會用到這些肌肉，而大多數剛開始練習瑜伽的人也很快就會發覺，這些肌肉需要多加伸展。

大腿後肌

如果你在開始練習瑜伽之前，還不知道大腿後肌在哪裡，相信看完本書你就有概念了。請好好對待它們！大腿後肌由三塊長條肌肉組成：

● **股二頭肌**：這塊肌肉有兩個頭，沿著股骨後側生長，也是這組肌群中最有力的。

● **半腱肌**：看到這個名字，你可能會猜測這塊肌肉有一半是肌腱……你猜對了！它的原文是「semitendinosus」，而字首「semi-」在拉丁語中就是「一半」的意思，字尾則是指肌腱。

● **半膜肌**：與半腱肌相鄰，位在這組肌群的中間，也有一條特別長的肌腱。不過，總不能和半腱肌同名吧？根據它的拉丁文原名看來，這塊肌肉有一半是「皮膚組織」，因而得名。

▌ 位置

這三塊肌肉的起點都是坐骨結節。瑜伽練習者都知道，呈坐姿時，就是要坐在「坐骨」之上。股二頭肌的終點在腓骨，而另外兩塊大腿後肌，也就是半膜肌和半腱肌，它們的終點則位於脛骨內側頂部。

▌ 功能

所有大腿後肌都穿過髖關節與膝關節，它們可以彎曲膝蓋，並伸展髖部，當然也能幫助髖部與膝蓋進行其他動作，但主要就是彎曲與伸展。

趣味知識

大腿後肌的英文名稱為「hamstring」，這並不是拉丁語或某種複雜的醫學術語，只不過是有人覺得腿部後側的肌肉看起來很像掛在肉鋪裡的火腿（ham），這個名稱就出現了。

腓腸肌

腓腸肌（gastrocnemius）通常被稱為小腿肚，原文也有時會簡寫為「gastrox」。

▌ 位置

腓腸肌穿過膝關節與踝關節，它的內側頭與外側頭，分別起始於股骨外髁與內髁後側遠端的後側表面（髁指的是骨頭末端的突起處）。

簡單來說，腓腸肌的起點就是大腿骨底部的內側和外側。它的兩側頭最後匯集成一段共同的肌腱，也就是跟腱，並止於跟骨。

▌ 功能

腓腸肌作用於膝關節和踝關節。在膝蓋處，腓腸肌扮演膝關節屈曲的協同肌；而在腳踝，腓腸肌則是一群強大的足底屈曲肌。想想你如何伸展腳趾，就能知道它是怎麼作用的了。

比目魚肌

比目魚肌（soleus）得名於它的形狀，它和比目魚長得很像。沒錯，它真的是以魚來命名的。

▌ 位置

比目魚肌在腓腸肌深處，起始於脛骨與腓骨近端的後側表面，終點則在跟骨處，比腓腸肌再低或再遠一些。

▌ 功能

腳踝運動時，無論是蹠屈收縮還是背側屈曲，比目魚肌都會與腓腸肌共同合作。

立姿前彎式
Standing Forward Bend

Uttanasana *OOT-tahn-AH-sah-nah*

立姿前彎式能讓這些肌肉獲得很好的伸展。
膝蓋保持打直，將坐骨拉離膝蓋，便能伸展
大腿後肌。而伸展膝蓋的同時，腳跟保持著
地，則能同時伸展到腓腸肌和比目魚肌。

練習時請務必小心，並確保腹部肌肉也有受
到伸展。如果你感覺到肌腱拉伸，這都是一
種危險的訊號，表示你可能拉得太超過了。
這個姿勢應該十分放鬆，讓你可以在過程中
保持微笑。事實上，每一個姿勢都該如此！

○**股二頭肌** BICEPS FEMORIS

○**半腱肌** SEMITENDINOSUS

○**半膜肌** SEMIMEMBRANOSUS

○**坐骨結節** ISCHIAL TUBEROSITY

○**腓骨** FIBULA

○**脛骨** TIBIA

○**腓腸肌** GASTROCNEMIUS

○**股骨外側** LATERAL CONDYLE OF FEMUR

○**股骨內髁** MEDIAL CONDYLE OF FEMUR

○**跟腱** ACHILLES TENDON

○**跟骨** CALCANEUS

○**比目魚肌** SOLEUS

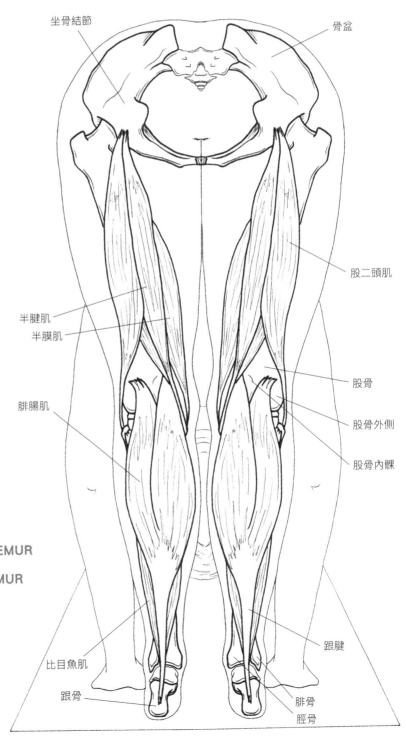

坐骨結節　骨盆　股二頭肌　半腱肌　半膜肌　股骨　股骨外側　股骨內髁　腓腸肌　比目魚肌　跟骨　跟腱　腓骨　脛骨

腿部內側肌肉

以下都是大腿內側的肌肉，這些肌肉長短不一，有些比較短，有些則非常長。所有兩腿叉開的瑜伽體位，無論是坐姿、站姿或其他任何姿勢，都會拉伸到這組肌肉。

內收肌

這組肌肉的名字，正是它們的主要職責——內收！要記得，內收表示四肢朝身體中心的方向移動。內收肌能幫助腿部移向中線，或移向身體的另一側。

內收肌共有五種：

- **恥骨肌（pectineus）**：這是肌群中最短的肌肉。

- **內收短肌（adductor brevis）**：較內收長肌短，但較恥骨肌長。

- **內收長肌（adductor longus）**：如同其名，它的長度比內收短肌還要長。

- **內收大肌（adductor magnus）**：這是肌群中位置最深，也最有力的肌肉。

- **股薄肌（gracilis）**：這是內收肌群中獨有的肌肉，也是唯一穿過膝關節的肌肉。

▌位置

內收肌群位於大腿內側，在股四頭肌與大腿後肌之間。它們的起點在骨盆骨內側，位於恥骨到坐骨之間，並且都穿過髖關節。

恥骨肌是這組肌群中最短的肌肉，它終點位置最高，位在股骨內側。第二短的就是內收短肌，然後是內收長肌。內收大肌則是這組肌肉中最強壯的，它一路往下生長，終點在股骨內側遠端頭（也就是大腿骨的底部，就在內側膝蓋的上方）。股薄肌的終點則位於脛骨頂部正下方的內側，也就是靠近內側膝蓋正下方的脛骨頂部位置。

▌功能

內收肌群能內收髖部，這就是它們主要的工作。此外，它們還能使髖部內旋。

由於股薄肌穿過膝關節，因此在膝關節屈曲時，也扮演著協同肌的角色。既然現在你已經明白內收肌群的功能，以及它們的起點與終點，那麼你便也知道，任何腿部外展的瑜伽體位都會拉長內收肌，而所有內收腿部的體位則都會使內收肌收縮。

練習技巧

在樹式【請參考第47頁】下，彎曲的那一側膝蓋盡量外展（但膝蓋仍維持彎曲），便能感受到除了股薄肌外的所有內收肌群都得到大幅伸展。

由於股薄肌在膝蓋彎曲下，通常無法被伸展，如果今天想拉開這條肌肉，就得做些變化。我們可以保持膝蓋朝外，接著伸直腿部，進到手抓腳趾單腿站立式，讓股薄肌也一同拉伸；有需要的話，也可以使用瑜伽伸展帶來輔助。由於大腿內側加強伸展，你會開始感覺到股薄肌大幅放鬆。

趣味知識

內收大肌是**身體的第三大肌肉**，十分強壯，足球員也是在這塊肌肉的幫助下，得以使用腳的內側來大力踢球。但同時，它也是最常導致鼠蹊部拉傷的肌肉。這可不是什麼令人開心的小知識，但確實值得記住。

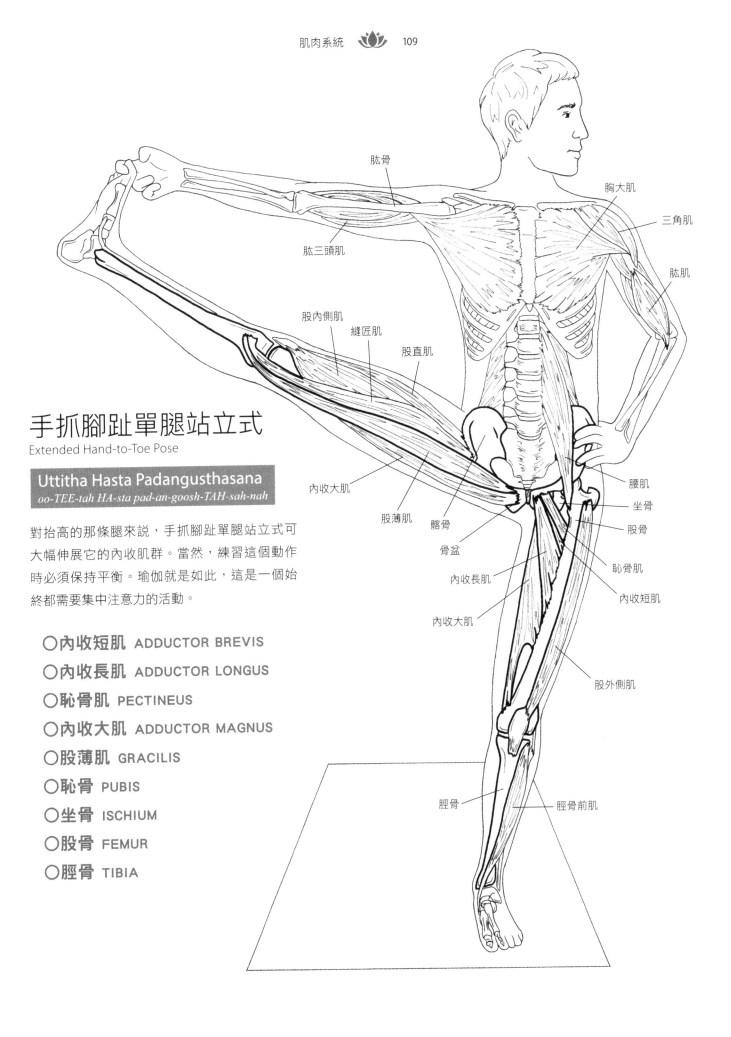

肱骨

胸大肌

三角肌

肱三頭肌

肱肌

股內側肌

縫匠肌

股直肌

腰肌

坐骨

股骨

恥骨肌

內收短肌

內收大肌

股薄肌

髂骨

骨盆

內收長肌

內收大肌

股外側肌

脛骨

脛骨前肌

手抓腳趾單腿站立式
Extended Hand-to-Toe Pose

Uttitha Hasta Padangusthasana
oo-TEE-tah HA-sta pad-an-goosh-TAH-sah-nah

對抬高的那條腿來說，手抓腳趾單腿站立式可
大幅伸展它的內收肌群。當然，練習這個動作
時必須保持平衡。瑜伽就是如此，這是一個始
終都需要集中注意力的活動。

○ **內收短肌** ADDUCTOR BREVIS

○ **內收長肌** ADDUCTOR LONGUS

○ **恥骨肌** PECTINEUS

○ **內收大肌** ADDUCTOR MAGNUS

○ **股薄肌** GRACILIS

○ **恥骨** PUBIS

○ **坐骨** ISCHIUM

○ **股骨** FEMUR

○ **脛骨** TIBIA

腿部外側肌肉

以下是腿部外側的肌肉群。大多數的瑜伽練習者早已熟知髂脛束，但並不知道小腿也有許多非常強壯的肌肉。

髂脛束

好吧，嚴格說起來，我知道髂脛束稱不上是肌肉，但我認為它還是值得一提，因為它的面積很大，而且與大腿相輔相成。

▌位置

髂脛束基本上起始於股骨大轉子（大腿上部外側凸起處），沿著大腿外側向下生長，並大約終止於脛骨頂端外側的一個結節處。我刻意說得比較模糊，不使用「起點」和「終點」這兩個詞，因為這畢竟不是肌肉，它沒有任何附著於骨頭上的肌腱。

▌功能

最重要的是，髂脛束能強力穩定膝蓋，也能協助髖部外展。它有助於髖關節內旋與屈曲。

腓肌

腓肌（peroneal）是一組許多人從沒聽過的肌肉，而且還有人決定要把它改名為「腓側肌群」。為了要讓你更加瞭解這種肌肉，本書會以腓肌這個名稱為主。坦白說，另一種名稱確實描述出這些肌肉所在的位置。腓肌一共有兩塊，分別是腓長肌以及腓短肌；前者較長，後者較短。

▌位置

腓肌的起點位於腓骨外側，腓長肌的起點較腓短肌高。腓長肌腱一直延伸至腳底，終點位在脛骨前肌右側。腓長肌和脛骨前肌會在腳部周圍形成一個馬鐙的形狀。腓短肌的終點則位於足部第五蹠骨的外側。

腓肌是脛骨前肌的相對肌肉，也就是說，它們的作用相反。蹠側腓肌能屈曲足部，並外翻跟骨，意即：它們能幫助腳趾尖和腳跟向外翻轉。

注意

緊繃的髂脛束會將膝蓋往外拉，導致髕骨脫離凹槽，這會非常痛。因此，別讓你的髂脛束太過緊繃，要多加伸展！

趣味知識

有些人會有第三塊腓肌，被稱為腓骨第三肌。

金字塔式
Pyramid

Parsvottanasana *parsh-voh-tahn-AH-sah-nah*

金字塔式能展開髂脛束、腓肌，還有闊筋膜張肌。這種姿勢比較廣為人知的益處，是能大幅拉伸前面那條腿的大腿後肌，同時，闊筋膜張肌能幫助雙腿髖關節屈曲，以及輔助後面那條腿內旋。

髂脛束有助於膝蓋保持穩定和對齊，腓肌則能在你試圖均勻分配前後腳的重量時，提供腿部支撐，並使足部穩定接觸地板。可以特別注意一下，闊筋膜張肌變形並延伸成髂脛束的樣子。

○ **髂脛束** ILIOTIBIAL (IT) BAND
○ **股骨** FEMUR
○ **脛骨** TIBIA
○ **腓長肌** PERONEAL LONGUS
○ **腓短肌** PERONEAL BREVIS
○ **腓骨** FIBULA
○ **第五蹠骨** 5TH METATARSAL
○ **跟骨** CALCANEUS

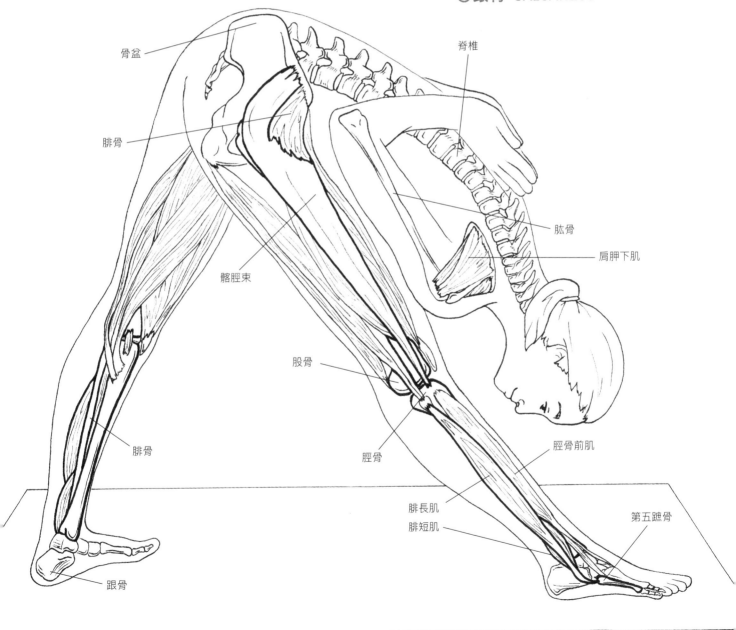

特殊名詞解釋

3劃

上角
較接近頭部之處。

上舉
結構被向上拉。

下側
朝向身體底部。

下壓
結構被拉向下側。

不動關節
動作最少的關節。

4劃

中軸骨骼
頭骨、胸骨、胸腔和脊椎。

內收
將身體的一部份移向中線。

內側
更靠近身體中央。

內側側韌帶（MCL）
膝蓋韌帶。

內旋
關節在橫狀面上向身體中心移動。

水平內收
兩塊骨頭間的關節角度在橫狀面上減小。

水平外展
兩塊骨頭間的關節角度在橫狀面上增大。

5劃

半月板
緩衝關節的結締組織。

外展
使身體的一部份遠離中線。

外側
朝向身體的一側。

外側側韌帶（LCL）
膝蓋韌帶。

外旋
關節在橫狀面上向身體側邊移動。

矢狀面
將身體分為左右兩側。

6劃

仰位
臉部朝上的臥姿。

向內扭轉
同內旋。

向心收縮
肌肉纖維變短。

向外扭轉
同外旋。

收縮
肌肉縮短的能力。

肌肉終點
肌腱附著於較輕的骨頭上。

肌肉興奮性
肌肉受刺激的能力。

肌腱
將肌肉附著在骨頭上。

臼
骨頭上的凹陷處。

西方解剖方位
描述身體各部位屬於獨立或相關的參考點。

7劃

伸展
關節的角度變大。

伸展性
肌肉拉長的能力。

作用肌
隨著另一塊肌肉的伸長而收縮的肌肉。

尾椎
構成尾骨的椎骨。

扭轉
脊椎扭曲。

車軸關節
一塊骨頭繞著另一塊骨頭旋轉所形成的關節。

8劃

協同肌
幫助主動肌執行動作的肌肉。

固定肌
當其他肌肉在身上運作時，負責穩定身體結構的肌肉。

屈曲
關節的角度縮小。

盂肱關節
連接肱骨（上臂）和肩胛骨的關節。

盂唇
增大杵臼關節臼窩表面的軟骨。

股骨髕骨關節
大腿股骨大腿與膝蓋髕骨的連接處。

肩胛胸廓關節
肩胛骨和後肋骨之間的連接。

肩鎖關節
肩胛骨肩峰突與鎖骨的連接處。

近端
相對於朝向身體中心的另一側結構。

9劃

附肢骨骼
除頭骨、胸骨、胸腔和脊椎以外的所有骨頭。

冠狀面
同額狀面。

前十字韌帶（ACL）
膝蓋的韌帶。

前突
肩胛骨遠離彼此。

後十字韌帶（PCL）
一種膝蓋韌帶。

後側（背側）
朝向身體的後部。

後縮
肩胛骨拉近。

拮抗肌
隨著另一塊肌肉的收縮而變長的肌肉。

背屈
伸展腳底，腳跟遠離膝蓋，腳趾靠近小腿。

背側
同後側。

10劃

俯位
臉部朝下的臥姿。

原動肌
特定動作中最強壯的肌肉。

恥骨聯合
連接恥骨的關節。

胸椎
組成上背部的十二塊椎骨。

胸鎖關節
胸骨和鎖骨的連接處。

脊椎前彎
腰椎極度彎曲。

脊椎後凸（駝背）
胸椎極度彎曲。

起點
肌腱附著於較重的骨頭上。

骨盆前傾
骨盆向前傾斜，將坐骨向後拉。

骨盆後傾
當坐骨被向前拉時，骨盆向後傾斜並收緊。

骨骼肌
可隨意控制的的肌肉。

11劃

側向屈曲
脊椎往側邊彎曲。

旋前
從西方解剖學的角度來看，下臂扭轉使手掌向後，或腳底相互遠離。

旋後
將手掌朝前或向上轉動，或將腳底向內轉動。

深層
較靠近身體中心。

淺層
較接近皮膚之處。

粗隆
骨頭上較大的突起。

脛股關節
小腿脛骨和大腿股骨的連接處。

12劃

單側運動
發生在身體的其中一側。

棘突
脊椎體向後側突出的部分。

椎間盤
椎骨間的結締組織。

等長收縮
肌肉纖維受到刺激，但肌肉長度保持不變。

筋膜
身體每個結構周圍的結締組織。

結節
骨頭上的小突起。

韌帶
連接骨骼的結締組織。

13劃

微動關節
動作較小的關節。

滑動關節
在扁平或微彎的骨頭間形成的關節。

滑液（動）關節
身上最易活動的關節。

滑液囊
關節中的結締組織，緩衝骨骼之間的區域。

腰椎
組成下背部的五塊椎骨。

腹（前）側
朝向身體的前方。

腹側
見前側。

過度伸展
超過關節正常的運動範圍。

14劃

遠端
遠離身體中心相對於另一結構的位置。

15劃

彈性
肌肉恢復為原來長度的能力。

樞紐關節
只能彎曲或伸展的關節。

樞椎
C2椎骨的另一種名稱。

鞍狀關節
一種滑液關節，最常見於拇指，看起來像個騎馬的人。

16劃

寰枕關節
枕骨與C1椎骨的連接處。

寰椎骨
C1椎骨的另一種名稱。

寰樞關節
C1和C2椎骨的連接處。

橫狀面
將身體分為上下兩部份。

橫突
椎體外側突出的部份。

閾值刺激
移動肌肉所需的刺激。

頸椎
形成頸部的七塊椎骨。

17劃

環動
杵臼關節的環狀運動。

18劃

薦椎
連接骨盆髂骨的五塊融合椎骨。

薦髂關節
將薦骨和髂骨連接在一起。

蹠屈
腳尖朝地，腳背伸展。

雙側運動
身體的兩側一起動作。

離心收縮
肌肉纖維變長，同時繼續使力。

額狀面（或稱冠狀面）
將身體分為前面和後面（前側和後側）。

25劃

髖關節
股骨（大腿）與骨盆的連接處。

中英對照索引（含梵文體位）

梵文體位索引

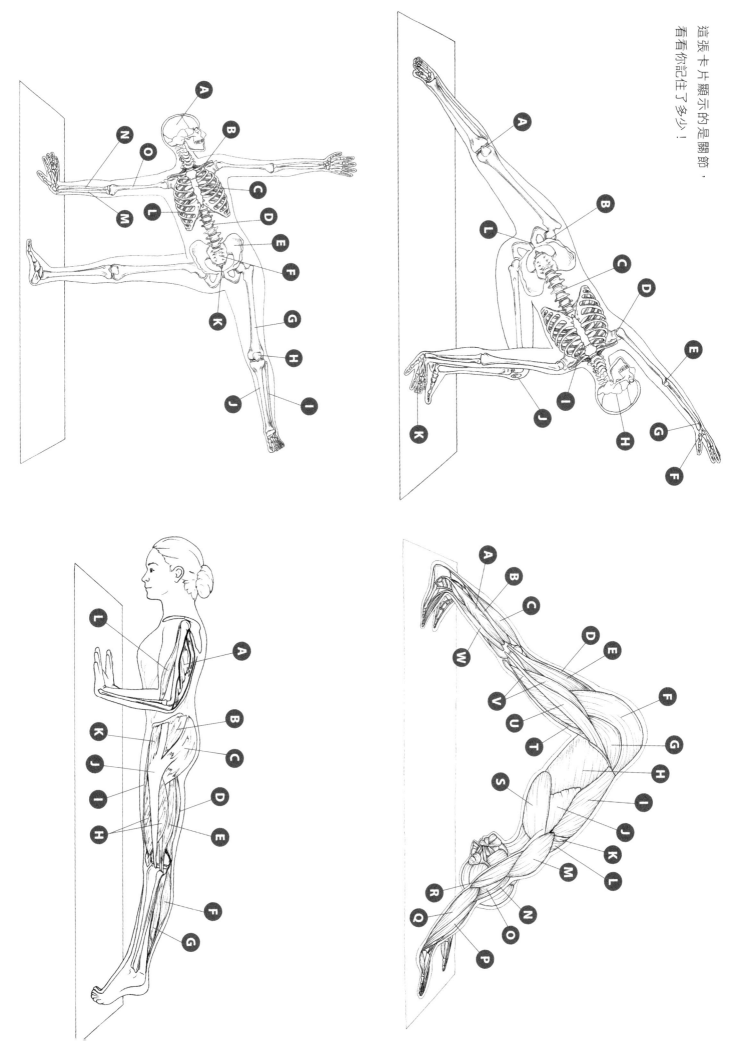

側三角伸展式
Extended Side Angle
Utthita Parsvakonasana

A . . . . 樞紐關節（膝蓋）

B . . . . 杵臼關節（髖部）

C . . . . 微動關節（脊椎骨）

D . . . . 杵臼關節（肩膀）

E . . . . 樞紐關節（手肘）

F . . . . 鞍狀關節（拇指）

G . . . . 車軸關節（橈尺關節遠端）

H . . . . 不動關節（顱骨）

I . . . . 微動關節（肋骨至胸骨）

J . . . . 滑動關節（髖骨）

K . . . . 樞紐關節（指骨）

L . . . . 微動關節（恥骨聯合）

半月式
Half Moon
Ardha Chandrasana

A . . . . 顱骨		I . . . . 腓骨	
B . . . . 鎖骨		J . . . . 脛骨	
C . . . . 胸骨		K . . . 尾骨	
D . . . . 脊椎		L . . . 肋骨	
E . . . . 骨盆		M . . . 橈骨	
F . . . . 薦骨		N . . . 尺骨	
G . . . . 股骨		O . . . 肱骨	
H . . . . 髖骨			

下犬式
Down Dog
Adho Mukha Svanasana

A . . . . 腓長肌	N . . . . 肱二頭肌
B . . . 比目魚肌	O . . . . 肱肌
C . . . 腓腸肌	P . . . . 尺側伸腕肌
D . . . 半腱肌	Q . . . . 尺側屈腕肌
E . . . . 股二頭肌	R . . . . 肱三頭肌
F . . . . 臀大肌	S . . . . 胸大肌
G . . . . 臀中肌	T . . . . 股直肌
H . . . . 腹外斜肌	U . . . . 髂脛束
I . . . . 闊背肌	V . . . . 股外側肌
J . . . . 前鋸肌	W . . . 脛骨前肌
K . . . . 大圓肌	
L . . . . 棘下肌	
M . . . 三角肌	

鱷魚式
Four-Limbed Staff
Chaturanga Dandasana

A . . . . 肱三頭肌

B . . . . 臀中肌

C . . . . 臀大肌

D . . . . 半膜肌

E . . . . 股二頭肌

F . . . . 腓腸肌

G . . . . 比目魚肌

H . . . . 股外側肌

I . . . . 股直肌

J . . . . 髂脛束

K . . . . 闊筋膜張肌（TFL）

L . . . . 肱二頭肌

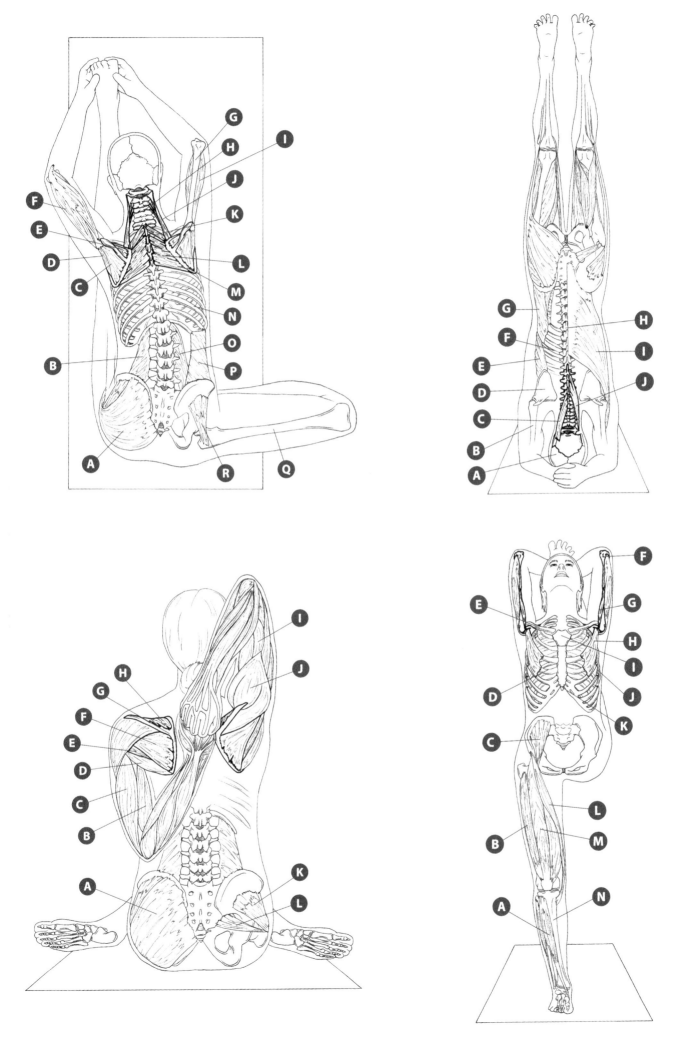

頭立式
Headstand
Sirsasana

A . . . . 顱骨

B . . . . 肱骨

C . . . . 頭夾肌

D . . . . 肩胛骨

E . . . . 前鋸肌

F . . . . 肋骨

G . . . . 腹外斜肌

H . . . . 脊椎

I . . . . 闊背肌

J . . . . 頸夾肌

頭碰膝式
Head-to-Knee Pose
Janu Sirsasana

A . . . . 臀大肌　　　K . . . . 小菱形肌

B . . . . 腰方肌　　　L . . . . 大菱形肌

C . . . . 棘下肌　　　M . . . 肩胛骨內側緣

D . . . . 小圓肌　　　N . . . . 肋骨

E . . . . 棘上肌　　　O . . . 腰肌

F . . . . 肱三頭肌　　P . . . . 腹橫肌

G . . . . 肱骨　　　　Q . . . 股骨

H . . . . 頸椎　　　　R . . . . 臀小肌

I . . . . 肱二頭肌

J . . . . 提肩胛肌

舞王式
King Dance
Natarajasanar

A . . . . 脛骨前肌

B . . . . 股外側肌

C . . . . 髂肌

D . . . . 肋骨

E . . . . 鎖骨

F . . . . 肱骨

G . . . . 喙肱肌

H . . . . 胸小肌

I . . . . 胸骨柄

J . . . . 前鋸肌

K . . . . 劍突

L . . . . 縫匠肌

M . . . . 股直肌

N . . . . 脛骨

牛面式
Cow Face
Gomukhasana

A . . . . 臀大肌

B . . . . 肱二頭肌

C . . . . 肱三頭肌

D . . . . 大圓肌

E . . . . 小圓肌

F . . . . 棘下肌

G . . . . 肩胛棘

H . . . . 棘上肌

I . . . . 肱肌

J . . . . 三角肌

K . . . . 臀小肌

L . . . . 梨狀肌

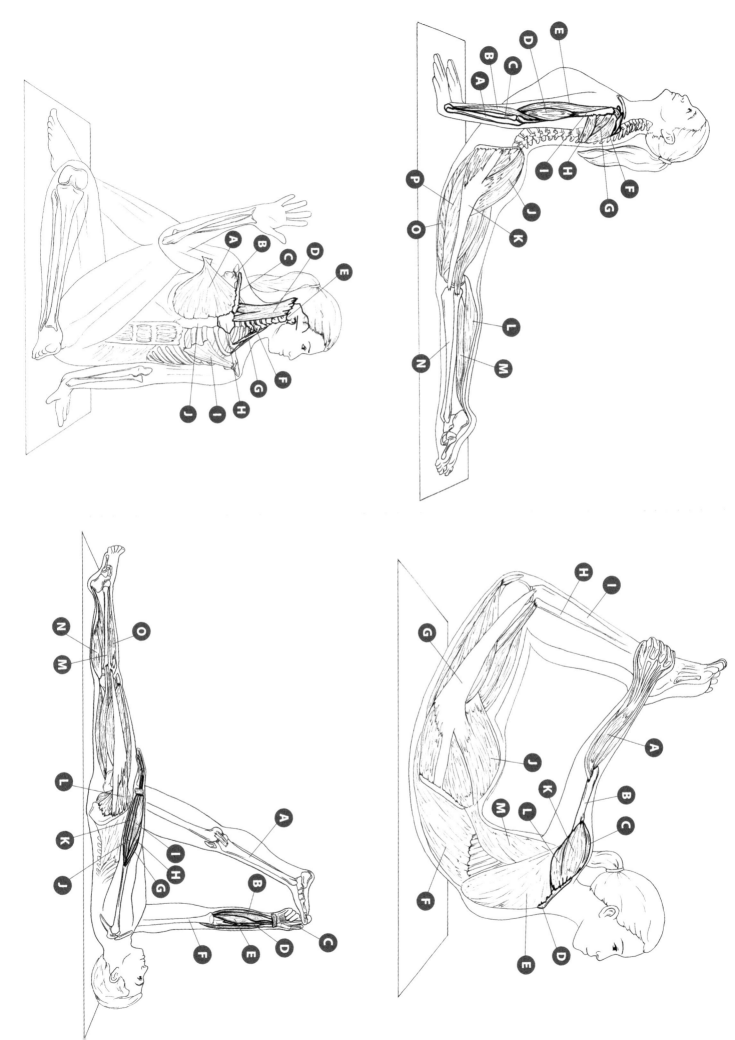

上犬式
Up Dog
Urdhva Mukha Svanasana

A .... 尺骨

B .... 肱橈肌

C .... 橈骨

D .... 肱肌

E .... 肱二頭肌

F .... 棘下肌

G .... 小圓肌

H .... 大圓肌

I .... 肱骨

J .... 臀大肌

K .... 髂脛束

L .... 腓腸肌

M ... 比目魚肌

N ... 脛骨

O .... 股直肌

P .... 股外側肌

半魚王式
Seated Twist
Ardha Matsyendrasana

A ....胸大肌

B ....肩胛骨

C ....鎖骨

D ....胸鎖乳突肌

E ....乳突

F ....頸椎

G ....斜角肌

H ....胸骨柄

I ....胸小肌

J ....胸骨體

弓式
Bow
Dhanurasana

A ....伸指肌

B ....肱骨

C ....後三角肌

D ....鎖骨

E ....胸大肌

F ....腹外斜肌

G ....髂脛束

H ....腓骨

I ....脛骨

J ....臀大肌

K ....中三角肌

L ....三角肌前束

M ....闊背肌

仰臥手抓腳趾腿伸展式
Reclining Hand-to-Toe Pose
Supta Padangusthasana

A .... 脛骨

B ... 屈指淺肌

C .... 指骨

D ... 屈拇長肌

E ... 橈側屈腕肌

F ... 肱骨

G ... 橈側伸腕長肌

H ... 橈側伸腕短肌

I .... 伸指肌

J .... 伸小指肌

K .... 尺側伸腕肌

L .... 闊筋膜張肌

M ... 腓骨

N ... 腓腸肌

O .... 脛骨前肌

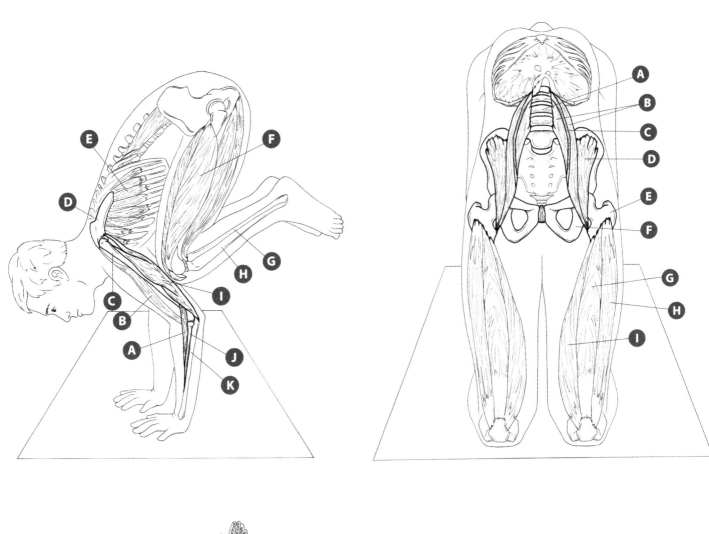

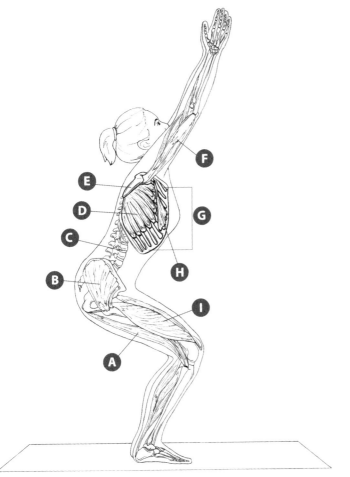

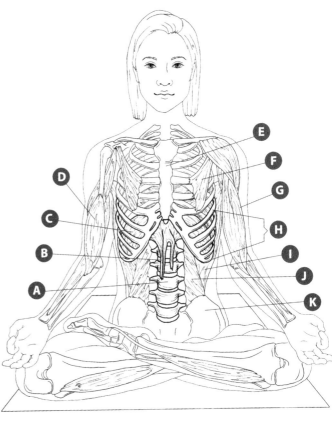

駱駝式
Camel
Ustrasana

A . . . . .腰椎

B . . . . .腰大肌

C . . . . .腰小肌

D . . . . .髂肌

E . . . . .大轉子

F . . . . .骨盆坐骨

G . . . . .股直肌

H . . . . .股外側肌

I . . . . .股內側肌

看圖著色　瑜伽體位與解剖自學指南

烏鴉式
Crow
Bakasana

A . . . . .肱橈肌

B . . . . .肱二頭肌

C . . . . .肱骨

D . . . . .肩胛骨

E . . . . .前鋸肌

F . . . . .股外側肌

G . . . . .腓骨

H . . . . .脛骨

I . . . . .肱三頭肌

J . . . . .橈骨

K . . . . .尺骨

看圖著色　瑜伽體位與解剖自學指南

蓮花坐式
Lotus
Padmasana

A . . . . .腰椎

B . . . . .橫膈膜中央肌腱

C . . . . .橫膈膜

D . . . . .肱肌

E . . . . .胸骨

F . . . . .胸小肌

G . . . . .肱二頭肌

H . . . . .肋骨

I . . . . .闊背肌

J . . . . .腰方肌

K . . . . .骨盆

看圖著色　瑜伽體位與解剖自學指南

椅式
Chair
Utkatasana

A . . . . .股二頭肌

B . . . . .臀大肌

C . . . . .腰椎

D . . . . .前鋸肌

E . . . . .肩胛骨

F . . . . .肱三頭肌

G . . . . .肋骨

H . . . . .胸小肌

I . . . . .股外側肌

看圖著色　瑜伽體位與解剖自學指南

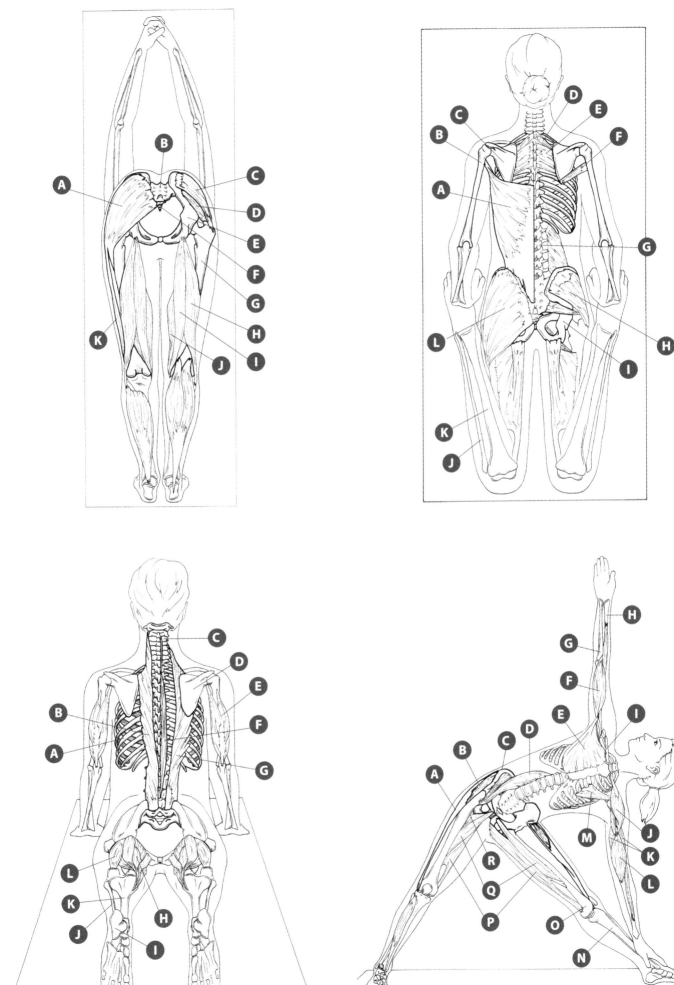

蛙式

Frog

Bhekasana

A . . . . .闊背肌

B . . . . .肱骨

C . . . . .肩胛骨

D . . . . .小菱形肌

E . . . . .大菱形肌

F . . . . .大圓肌

G . . . . .腰椎

H . . . . .臀中肌

I . . . . .骨盆

J . . . . .腓骨

K . . . . .脛骨

L . . . . .臀大肌

 看圖著色　瑜伽體位與解剖自學指南

犁式

Plow

Halasana

A . . . . .臀大肌

B . . . . .薦骨

C . . . . .臀中肌

D . . . . .臀小肌

E . . . . .骨盆

F . . . . .尾椎

G . . . . .股骨

H . . . . .股二頭肌

I . . . . .半腱肌

J . . . . .半膜肌

K . . . . .髂脛束

看圖著色　瑜伽體位與解剖自學指南

三角伸展式

Extended Triangle

Utthita Trikonasana

A . . . . 髂脛束

B . . . . 擴筋膜張肌（TFL）

C . . . . 骨盆髂嵴

D . . . . 腰肌

E . . . . 胸大肌

F . . . . 肱二頭肌

G . . . . 尺骨

H . . . . 橈骨

I . . . . 鎖骨

J . . . . 三角肌

K . . . . 肱三頭肌

L . . . . 肱肌

M . . . 胸小肌

N . . . 脛骨

O . . . 股骨

P . . . . 內收大肌

Q . . . 內收長肌

R . . . . 內收短肌

看圖著色　瑜伽體位與解剖自學指南

眼鏡蛇式

Cobra

Bhujangasana

A . . . . .肋骨

B . . . . .最長肌

C . . . . .頸椎

D . . . . .肩胛骨

E . . . . .肱三頭肌

F . . . . .棘肌

G . . . . .髂肋肌

H . . . . .半膜肌

I . . . . .跟骨

J . . . . .腓骨

K . . . . .脛骨

L . . . . .股二頭肌

看圖著色　瑜伽體位與解剖自學指南

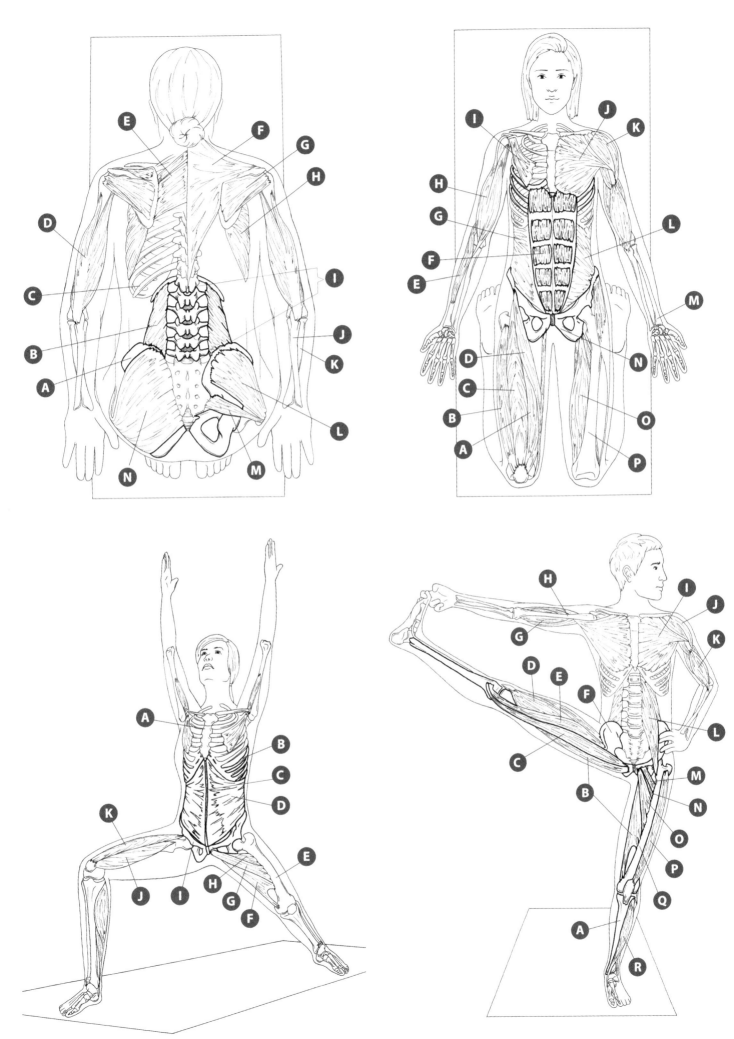

仰臥英雄式
Reclining Hero
Supta Virasana

A.... 股內側肌
B... 股外側肌
C.... 股直肌
D.... 縫匠肌
E.... 肱橈肌
F.... 腹直肌
G... 腹橫肌
H.... 肱二頭肌

I .... 胸小肌
J .... 胸大肌
K.... 三角肌
L.... 腹內斜肌
M... 橈骨
N.... 骨盆坐骨
O.... 半膜肌
P.... 股骨

嬰兒式
Child's Pose
Balasana

A .... 骨盆髂嵴
B .... 腰方肌
C .... 肋骨
D .... 肱三頭肌
E .... 大菱形肌
F .... 斜方肌（上部纖維）
G .... 棘下肌
H .... 前鋸肌
I .... 腰椎
J .... 尺骨
K .... 橈骨
L .... 臀中肌
M .... 梨狀肌
N .... 臀大肌

手抓腳趾單腿站立式
Extended Hand-to-Toe Pose
Uttitha Hasta Padangusthasana

A.... 脛骨
B... 內收大肌
C.... 股薄肌
D... 股內側肌
E.... 縫匠肌
F.... 骨盆髂骨
G... 肱三頭肌
H.... 肱骨
I .... 胸大肌
J .... 三角肌

K.... 肱肌
L.... 腰肌
M... 恥骨肌
N.... 內收短肌
O.... 內收長肌
P.... 股外側肌
Q... 股骨
R.... 脛骨前肌

英雄式一
Warrior I
Virabhadrasana I

A .... 胸骨
B .... 肋骨
C .... 白線
D .... 腹橫肌
E .... 股骨
F .... 內收大肌
G .... 內收長肌
H .... 內收短肌
I .... 骨盆
J .... 股內側肌
K .... 股直肌

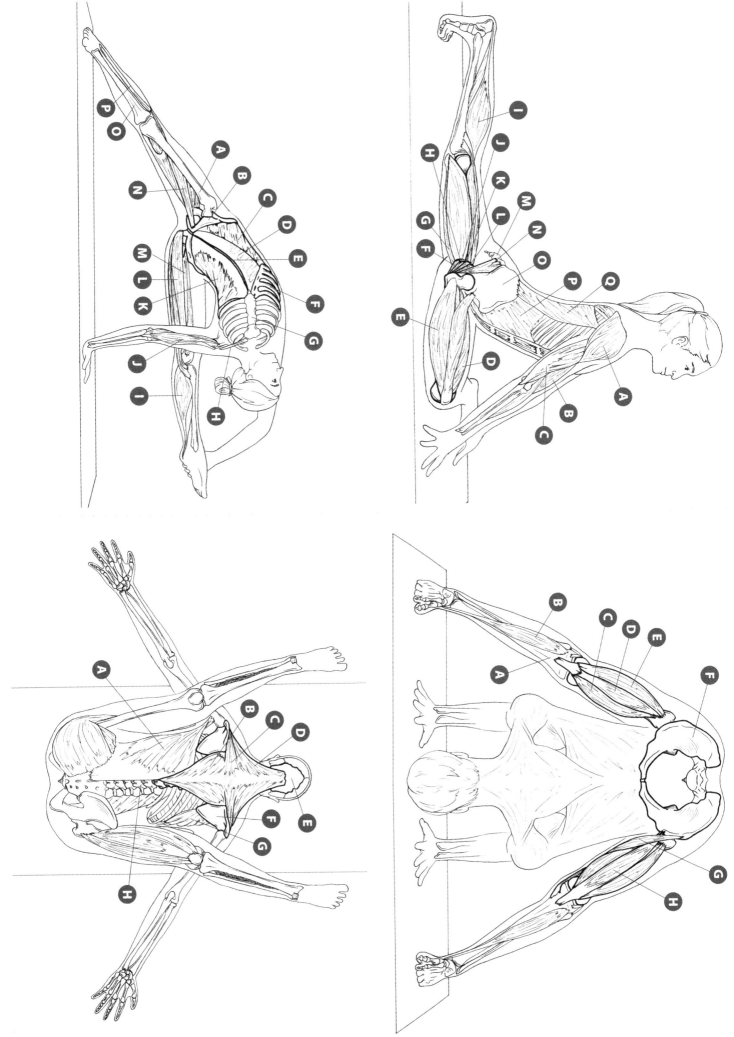

單腿鴿王式
One-Leg Royal Pigeon
Eka Pada Rajakapotasana

A .... 三角肌

B .... 肱二頭肌

C .... 肱三頭肌

D .... 股內側肌

E .... 股外側肌

F .... 股方肌

G .... 股直肌

H .... 閉孔外肌

I .... 腓腸肌

J .... 孖下肌

K .... 閉孔內肌

L .... 孖上肌

M .. 薦骨

N .. 梨狀肌

O .... 骨盆髂骨

P .... 腹內斜肌

Q .... 闊背肌

側棒式變化
Side Plank Variation
Visvamitrasana

A .... 股骨

B .... 骨盆恥骨

C .... 腹內斜肌

D .. 腹橫肌

E .... 白線

F .... 肋骨

G .... 胸骨

H .... 鎖骨

I .... 腓腸肌

J .... 肱二頭肌

K .... 腹外斜肌

L .... 內收大肌

M .. 內收短肌

N .. 內收長肌

O .... 脛骨

P .... 腓骨

分腿前彎式
Wide-Legged Forward Bend
Prasarita Padottanasana

A .... 脛骨

B .... 脛骨前肌

C .... 股內側肌

D .... 股中間肌

E .... 股外側肌

F .... 骨盆

G .... 縫匠肌

H .... 股直肌

龜式
Tortoise
Kurmasana

A .... 闊背肌

B .... 斜方肌（下部纖維）

C .... 斜方肌（中間纖維）

D .... 斜方肌（上部纖維）

E .... 枕骨（顱骨）

F .... 肩胛骨

G .... 前鋸肌

H .... 腰椎

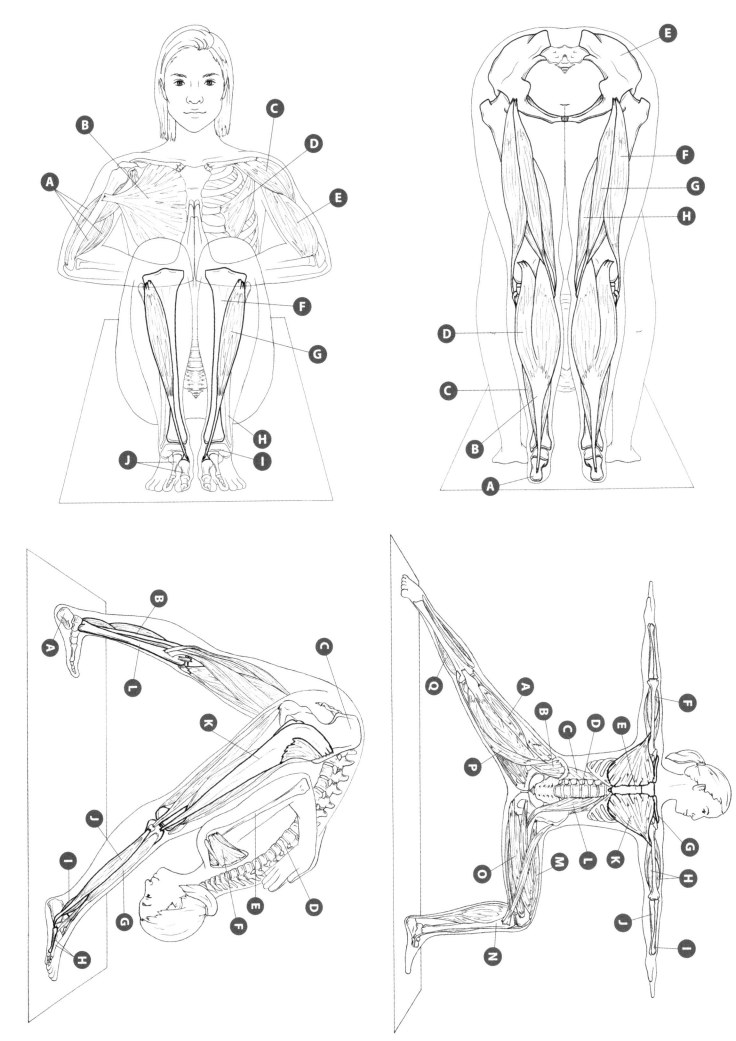

立姿前彎式
Standing Forward Bend
Uttanasana

A . . . . .跟骨

B . . . . .跟腱

C . . . . .比目魚肌

D . . . . .腓腸肌

E . . . . .骨盆髂骨

F . . . . .股二頭肌

G . . . . .半腱肌

H . . . . .半膜肌

花環式
Garland
Malasana

A . . . . .肱三頭肌

B . . . . .胸大肌

C . . . . .三角肌

D . . . . .胸小肌

E . . . . .肱二頭肌

F . . . . .脛骨

G . . . . .脛骨前肌

H . . . . .腓骨

I . . . . .距骨

J . . . . .蹠骨

英雄式二
Warrior II
Virabhadrasana II

A . . . . 股外側肌

B . . . 髂肌

C . . . 腰方肌

D . . . 腰椎

E . . . 胸骨體

F . . . 肱骨

G . . . 鎖骨

H . . . 肱三頭肌

I . . . . 橈骨

J . . . . 尺骨

K . . . . 胸大肌

L . . . . 腰肌

M . . . 股直肌

N . . . 脛骨

O . . . 內收大肌

P . . . . 縫匠肌

Q . . . . 腓腸肌

金字塔式
Pyramid
Parsvottanasana

A . . . . .跟骨

B . . . . .腓骨

C . . . . .骨盆髂骨

D . . . . .胸椎

E . . . . .肱骨

F . . . . .棘下肌

G . . . . .脛骨前肌

H . . . . .蹠骨

I . . . . .腓短肌

J . . . . .腓長肌

K . . . . .髂脛束

L . . . . .脛骨